ちくま新書

痴漢外来

——性犯罪と闘う科学

原田隆之
Harada Takayuki

1439

痴漢外来――性犯罪と闘う科学【目次】

第五章 ハイリスク性犯罪者への対処 173

「この少年は、なにか夢のなかで怪物に出会ってるらしいよ、恐イヨ、恐イヨといってるよ」

と老人はいった。

「トレンチコートとブーツのほかは裸で地下鉄に乗り込むのは恐い体験だと思いませんか？

夢の中の怪物は
おそらく痴漢となった自分自身でしょう。」


（大江健三郎　『性的人間』）

はじめに　痴漢外来とは

†痴漢がやめられない人たち

痴漢を治療している病院があると聞いたら、皆さんはどのように思われるだろうか。「痴漢って病気なの？」「犯罪じゃないの？」「病院で治るものなの？」などと、さまざまな反応が返ってきそうである。というより、実際に私がこれまで何度も聞いてきたのが、まさにこういう数々の声である。

なかには、「何でもかんでも病気で片づけるな」「病気だといって責任逃れするな」「被害者のことを何と思っているのだ」という批判や非難の声も少なからずある。

私は臨床心理学および犯罪心理学の研究者で、特に依存症を専門としている。大学教員をしながら精神科病院に勤務しており、当初は主として覚醒剤などの薬物依存症やアルコール依存症などの治療に携わっていた。

そして、約一〇年前から、痴漢などの性犯罪や性的問題行動がやめられないという人たちの「治療」をする「痴漢外来」に携わっている。実は、これらは一種の「依存症」と考えられるからである。

「痴漢の人たちを対象とした治療をやっています」という話をすると、聞いた人は例外なく複雑な反応をする。すると、「禁煙外来というのがありますよね。あれはタバコがやめられない人が通うわけで、痴漢がやめられない人が通うのが痴漢外来です」と重ねて説明するが、それでもやはりなかなか理解してもらえない。

もっとも、「痴漢外来」というのが正式な診療科の名前というわけではない。正確には、精神科外来クリニックにおいて、痴漢をはじめとする性犯罪などの性的問題を抱えている人々への「治療」を行っているのである。

ただ、外部の人々に説明をする際に、ただでさえわかりにくい活動の内容を少しでもわかりやすくするために、「痴漢外来」の名称を便宜的に用いている。したがって本書でも、われわれの取り組みを紹介するにあたって、この用語を用いることにした。

痴漢外来には、痴漢などの性犯罪のみならず、過度な性風俗店通いやアダルトサイトの利用、度重なる浮気などの「やめたいのに、やめられない」性的問題行動を抱えた人々が訪れる。したがって、本書でも広くこれら一連の「性的問題行動」を対象とする。

†「治療」に効果はあるのか

ところで、これまで痴漢の「治療」と括弧《かっこ》つきにして述べてきたが、これにも少し意味がある。そもそも、わが国では犯罪者を「治療」するという考え自体が一般的ではない。犯罪者は罰するものであり、「治療」の対象ではないと長い間考えられてきている。

痴漢を「治療」していると言うと、「痴漢は罰するものであって、治療の対象ではない」という意見が多いのも、このような考えの延長線上にある。覚醒剤などの違法薬物依存症者についても、それは同様である。

しかし、そのような考えは時代遅れになりつつある。最近の犯罪心理学の知見では、「治療を伴わない刑罰には再犯防止効果がない」ということが明らかになっている。そしてそれは、性犯罪や薬物犯罪だけでなく、あらゆる犯罪についてあてはまる。

犯罪者は、犯罪に関連する数多くのリスクファクター（危険因子）を有しており、その代表的なものに「反社会的認知」がある。「反社会的認知」とは、社会規範を軽視したり、自分に都合よく物事をとらえたりする「認知のゆがみ」のことである。これはいわば、本人独特の考え方の癖のようなものであり、自分では気づいていないことが多い。したがって、認知行動療法と呼ばれる心理療法を用いて、そうした「認知のゆがみ」を修正する。

刑罰だけでは、このような犯罪に直結する心理的な問題性の修正まではできないため、刑罰に加えて心理学的な「治療」を実施することによって、再犯を防止しようとする。これが、犯罪者に対する「治療」という考え方である。認知のほかにも、パーソナリティ、対人関係のパターン、日常生活上の問題など、多くのリスクファクターを治療の対象とする必要がある。

ここで、犯罪者に対する認知行動療法による「治療」効果のエビデンス（科学的根拠）を見ると、まったく「治療」を行わない場合と比べて、認知行動療法による「治療」を行えば、再犯率を半分から三分の二くらいに抑制することができることが明らかになっている。

性犯罪者だけを見ても、処罰の効果は限定的であり、再犯を抑えるのに最も有効なのは認知行動療法による「治療」を実施したときであることが、数多くの研究で明らかにされている。

そして重要なのは、これは何も処罰を否定するわけではない、ということだ。犯罪を行ったときに処罰を受けるのは、法治国家として当然である。しかし、それが再犯抑制に効果がないのであれば、それに加えて「治療」という対処を考えてみるべきではないか、というだけのことである。

これは、より安全な社会を目指し、犯罪の加害を少しでも減らすことを目指した科学的な取り組みの一つである。つまり、「痴漢外来」という取り組みは、「性犯罪と闘う科学」なのだ。その目的はあくまでも、性犯罪のない安全な社会をつくることであって、「犯罪」を「病気」というレッテルに貼り替えて、その責任を曖昧《あいまい》にしようというたくらみではない。

わが国では、刑務所において受刑者に何らかの働きかけをすることを「処遇」と呼んでいる。これは多くの場合、生活指導、職業訓練などが中心であるが、英語にすると「処遇」も「治療」も treatment となる。

従来の生活指導や職業訓練なども、もちろん受刑者の更生においては重要である。しかし、今後は専門的な科学に裏づけられた「治療」をも含めた treatment となっていかねばならない。

本書は、犯罪者を「治療」するという考えが意外に思えるような時代を早く卒業し、「治療」という言葉を括弧つきでなく、自然に用いることができるようになることを目指したものである。したがって、そのような時代が一刻でも早く到来することを祈りながら、以後本書ではもう括弧を外して、治療の語を用いていくことにする。

†刑務所での治療プログラム

実は、日本の刑務所においても、徐々にではあるが受刑者への治療的取り組みは始まっている。しかし、まだ治療という語は用いず「改善指導」という呼び方がされている。

二〇〇三年に名古屋刑務所で、刑務官の暴行によって受刑者が死亡するという痛ましい事件が起こった。この事件を契機に、明治以来一〇〇年以上にわたって刑務所での処遇を規定していた「監獄法」が改正され、二〇〇六年に「受刑者処遇法」が制定されるに至った（この法律は、翌年さらに改正され、現在は「刑事収容施設法」となっている）。

そのなかで、受刑者に対する「改善指導」が新たに規定され、特に性犯罪者、薬物犯罪者、飲酒運転事犯者などが、治療的働きかけを受けることが義務化されたのである。

私は当時、刑務所行政を所掌する法務省矯正局に勤務していたが、ちょうどこのとき「性犯罪者再犯防止プログラム」「薬物依存離脱指導プログラム」の開発に携わっていた。特に前者は、二〇〇五年に奈良県で起きた痛ましい性犯罪事件（奈良女児殺害事件）を契機として、同プログラムの開発が国を挙げての大プロジェクトとなったものである。たびたび報道もされたので、記憶している方もおられるかもしれない（図1）。

これは、性犯罪で受刑していた男が、出所後に小学生の女児を誘拐し、暴行を加えた上で殺害し、遺体を遺棄したという残虐きわまりない事件である。男は、携帯電話のカメラで撮影した被害者の遺体の写真や、「次は妹を狙う」などと記した脅迫メールを保護者に送りつけるという陰湿なことも行っていた。このような手口の悪質さや、男に同様の性犯罪歴があったことから、この事件は連日大きく報道されることとなった。

そんななかで、刑務所当局に対する批判はすさまじいものがあった。「出所間もない性犯罪者が、また同じような性犯罪をするなどとんでもないことだ」「刑務所は何をやっているのだ」「きちんと教育をしているのか」、などの批判である。

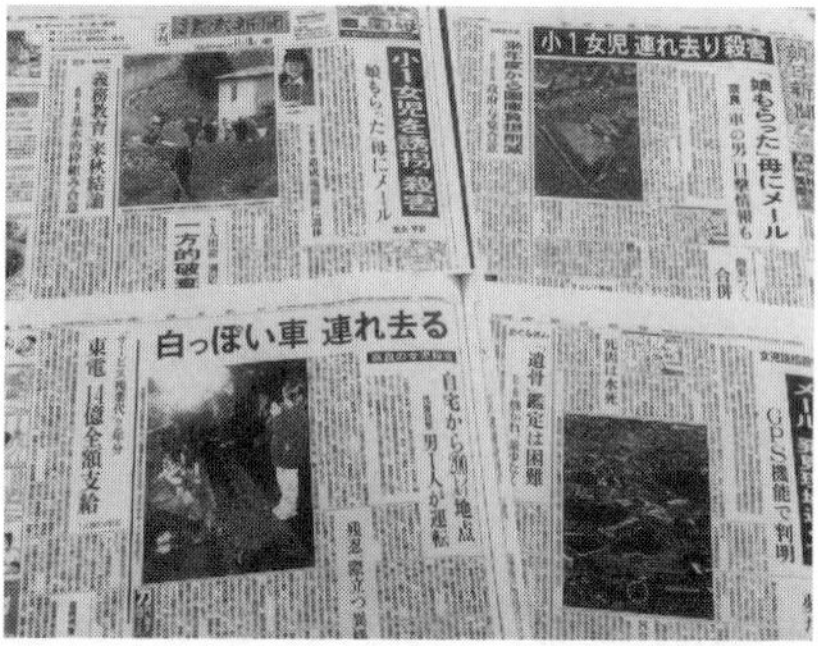

図１　奈良女児殺害事件を報じる新聞各紙

たしかにもっともな意見である。しかし、刑務所当局を庇《かば》い立てするわけではないが、当時の刑務所（法務省）には、性犯罪者を治療するというアイディアはなかったし、そのための法的な基盤すらもなかったのである。

刑務所は刑の執行をする施設であり、わが国の刑法で定められた刑のうち、刑務所が担うものは、主として禁錮《きんこ》、懲役《ちょうえき》である。要は自由を剥奪して拘禁することが刑なのであり、その意味ではこれまでほとんど刑務所からの逃走事故がないわが国の刑務所は、世界的に見ればとても優秀であると言える。

さらに、懲役の「役」とは仕事という意味であり、刑務作業を科すことも刑罰の一つである。実際、刑務所のなかでは、受刑者をさまざまな労働に従事させている。

外国から日本の刑務所にたくさんの視察団が訪れているが、皆一様に驚きを口にするのは、受刑者が整然と作業に従事している姿を見たときである。海外の刑務所では、だらだらと寝そべっていたり、グラウンドで私語に興じていたりという光景が当たり前なので、刑務所のなかでまで勤勉に働く日本人の姿はまさに驚異的なのである。この意味においても、日本の刑務所はきわめて優秀にその責任を果たしている。

しかし、刑務所内での教育や治療という面に関しては、残念ながら他の先進国に比べてかなり立ち後れていると言わざるを得ない。先述のように、刑務所内で治療的処遇を行うことを規定した法律は、奈良の事件の犯人が一度目の受刑をしていた当時には存在しなかったのである。

そして、奇しくも新しい受刑者処遇法が制定されようとするそのタイミングで、奈良の事件が起こり、世論の刑務所批判に背中を押される形で「性犯罪者再犯防止プログラム」が開発され、導入されるに至ったのである。

このプログラムこそが、わが国の刑務所の長い歴史のなかで、初めて導入された本格的な治療プログラムとなった。

†病院での治療

その後、法務省を辞した私は、大学で心理学を教えるかたわら、縁あってとある精神科クリニックで仕事をするようになった。そこでは、性犯罪者治療プログラムの開発に携わった経験や、刑務所で受刑者の処遇に携わった経験を生かして、性犯罪などの性的問題行動を抱えた人々の治療にあたることとなった。それが「痴漢外来」の始まりである。

刑務所のなかには、強制性交（強姦）や小児わいせつなどの重大な事件を起こした性犯罪者もいるが、外来の精神科クリニックを訪れる人々の犯罪歴は、ほとんどが痴漢や盗撮が中心である。また、性犯罪ではないが、さまざまな性的問題行動がやめられないという人たちもいる。

本書では、こうした「痴漢外来」の取り組みを通して、性犯罪をはじめとする性的問題行動や性的依存症の実態とその対策について、最新の犯罪心理学の知見を活用した科学的な対策を紹介していきたい。

痴漢が大きな社会問題であり続けていることは皆わかっているのに、驚くほど何の対策も講じられていない。目に見える対策と言えば、せいぜい駅のホームに「痴漢は犯罪です」と当たり前のことを書いたポスターを貼るくらいのものである。

われわれは、社会の責任として、痴漢をはじめとする性犯罪という大きな社会問題について、今以上に真剣に取り組む必要がある。

犯罪に対して罰を与えればそれで済む、という時代はもう過去のものになりつつある。犯罪の予防、再犯の抑制のためには、科学の知見を総動員して、科学の力で闘うべき時代が到来しているのである。

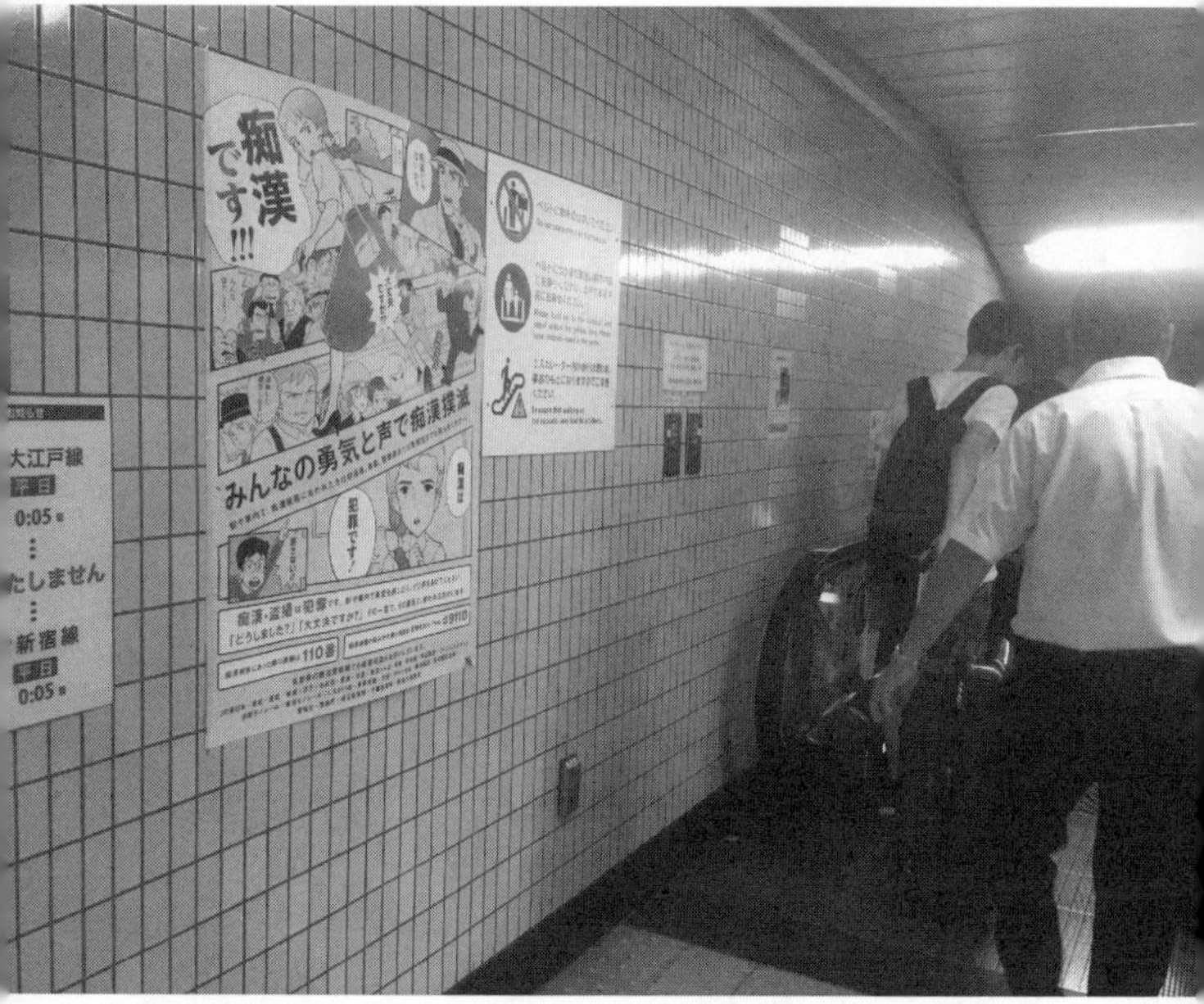

第一章

痴漢外来の一日

痴漢撲滅を訴えるポスターの前を、通り過ぎる人々。

1　痴漢外来の一日

†夜になるとスーツ姿で集まる男性たち

東京都心にあるターミナル駅の駅前に、その病院はある。一日の乗降客は二〇〇万人を超えているというから、日本だけでなく、世界でも指折りのマンモス駅である。

元来ここは、依存症を専門とする数少ない精神科病院として、アルコール依存症、薬物依存症などの患者を拒むことなく受け入れてきた駆け込み寺のような場所である。この病院のワンフロアで、痴漢外来の治療が実施されている。

私が担当するのは、毎週平日の夜に行われるプログラムである。その日の夜になると、仕事を終えたスーツ姿のサラリーマン、大学の授業を終えた学生、自営業の男性など、職業も年齢もさまざまな「患者さん」がやって来る。そして、机がロの字型に並べられた部屋に入り、それぞれが思い思いの席につく。

職業も年齢もさまざまな人々であるが、共通していることが二つある。第一に、全員が男性だということだ。これは、一〇年間例外がない。そして第二に、当然ながら皆それぞれ、性に関する問題を抱えているということだ。

スーツ姿の目立つ男性たちが、一〇人ばかり机を囲んでいる様子を知らない人が見たら、何か会議でもやっていると思うだろう。そのくらい、誰が見ても「普通」の人たちが、私の患者さんたちである。

第一回目のセッションでは、それぞれが皆初対面であり、名前も顔も知らない者同士である。最初は全員がうつむき加減で、緊張感を露わにしている。誰しもここに来るまでに、相当なハードルがあったことは容易に想像できる。はじめて病院に電話したとき、はじめて病院の門をくぐったとき、精神科医による初診でこれまでの自分の行動について話したとき、どれもそれぞれに緊張の瞬間だっただろう。

そして、主治医から「性的依存症」「性嗜好障害」などの診断が下され、治療プログラムを受けるように指示されて、この日を迎えたわけである。病院の門をくぐったときの一人の緊張感とは違って、今度はほかに一〇人もの他人がいるのだから、別の居心地の悪さを感じているだろう。

その一方で、すでにそこには一種の連帯感のようなものが生まれているのを感じる。誤解のないように言っておくが、それはもちろん共犯者意識のようなものではない。同じような問題を抱え、これまでどこにも相談できず、どうすればよいのかわからずに途方に暮れていた人たちが、やっと「治療の場」を見つけたという安堵感のような気持ちである。

それはまた、「ここなら何とかなるかもしれない」というかすかな希望であったり、同じように性の問題を克服しようとしている仲間がいることの心強さであったりするかもしれない。さらに、これまでどこでも話すことのできなかった罪悪感や性の悩みなどを自由に話せる場ができたことによる一抹の安心感でもあるだろう。

最初のセッションで行うことは、メンバー全員の自己紹介である。まず、何度か参加したことのある「先輩」メンバーを先に指名し、自己紹介の見本を見せてもらう。彼らは比較的スムーズに、名前とこれまでの犯罪歴、治療につながった経緯などを話してくれる。

すると、新しいメンバーも、ためらいがちに「私は痴漢で逮捕されてここに来ました」「盗撮で逮捕されて、裁判中です」などと、各自が抱えている問題を話してくれる。

私は、初診時のカルテを参照し、一人ひとりの年齢、職業、家族関係、処分歴、犯罪歴、併存する心身の疾患などを確認しながら自己紹介を聞き、随時質問をはさむ。

†痴漢外来のプログラム

序章で述べたとおり、私は「性犯罪者再犯防止プログラム」「薬物依存離脱指導プログラム」の開発に携わった後、法務省を辞した。その後二〇〇六年からこの病院で、薬物依存症の治療プログラムにかかわっていたのだが、二〇〇八年から痴漢をはじめとする性犯罪歴や性的問題行動を有する人たちの治療グループも担当することになった。

そこで用いている治療プログラムは、刑務所のものとは別に、病院での外来治療用に私自身が開発したもので、すでに首都圏の他の病院でも実施していたものである。

痴漢外来の治療プログラムは、基本的に週一回、全二四回のセッション（合計約六カ月）で実施される。「ワークブック」に沿って、集団療法で行われ、毎回一〇人を超す患者さんが参加している。これが、一〇年あまり続いている。

最初は、そんなに患者さんが集まるのか、六カ月も続く治療をきちんと受け続ける人はいるのか、などと危惧していた。

しかし始めてみて、すぐにそれは杞憂《きゆう》であることがわかった。いつも一クールが終了する頃には、二〇名近い新患の人々が参加待ちをしているという状況が、開始以来ずっと続いている。つまり、それだけ痴漢などの性的問題行動がやめられない人の数が多い、しかも、治療を望んでいる人の数が多いということなのである。

なかには、治療機関があると知って、はるばる関西や中部、東北や北海道などから、まさにすがる思いで毎週治療に通ってきている人もいる。通えない地域に住む人は、近くにアパートやウィークリーマンションを借りたり、親戚の家に間借りしたりして、一時的に生活の拠点を移して治療に専念している。

　こうした人々のほとんどは、「やめたい、やめなければならない」と思いながらも、自力ではどうすることもできず、何度も逮捕されたり、はては受刑したりという経験を持っているのである。

「なぜやめられないのか」。ほとんどの方はそう思うだろう。逮捕されたり、刑務所に入ったりすれば、普通は懲《こ》りるはずだ。反省が足りないのではないか。実は、当の本人たちもそう思っている。

　しかし、「やめたいのに、やめられない」。これがこの問題の深刻な点なのである。いくら反省しても、どれだけ強く誓っても、自力ではなかなかやめられない。刑務所に入ってすら、やめることができない。それは、何も彼らが反省をしていないわけではない。先にも述べたように、本人の反省に訴えかけるだけの処罰には、十分な効果がないからである。

　詳しくは次章で述べるが、こうした性犯罪の一部は「依存症（アディクション）」であると考えられている。すべてではないにしろ、「やめたいのに、やめられない」たぐいの行為、まさに痴漢、盗撮、下着窃盗などの多くが、依存症のメカニズムで説明でき、治療にあたっても依存症の治療モデルが活用できる。

治療は毎回、私ともう一人の治療スタッフで実施する。患者さんにはワークブックを配布し、それを用いて決められたセッションを定められた予定にしたがって行う。このワークブックは、各自の過去の問題行動を分析したり、その対策を考えたりする内容となっている。各自の課題が終了したあとは、意見を発表し合ったりもする。

治療の具体的な内容は第四章で詳しく紹介するが、患者さんは皆、非常に熱心である。依存症治療全般に言える特徴の一つに、治療脱落（ドロップアウト）の多さが指摘されるが、痴漢外来の患者さんは脱落が非常に少なく、治療終結率が高い。

われわれの研究データでは、平均出席率は七〇％を超えており、アルコール依存症や薬物依存症の治療においては、それがせいぜい五〇％であることを考えると、きわめて高い数字である。

患者さんの多くは、昼間はきちんとした仕事をしているため、治療プログラムの実施は夕方である。仕事が終わるや否や急いで職場を抜け出して、一時間から一時間半の治療セッションに参加するので、ターミナル駅の目の前という立地は、非常に都合が良い。

無職の人は、昼間は病院のデイケア・サービスを利用している。そこで診察、運動療法、作業療法などの他の治療プログラムを受け、夜になると私のプログラムに合流する。

スーツ姿の患者さんが目立つというのは、覚醒剤やアルコール依存症の治療場面ではなかなか見られない特徴である。なぜなら、これら物質依存症の場合は、物質の作用によって身体や心まで壊れてしまい、仕事を続けることができなくなってしまうからだ。あるいは、もともと正業に就いたことがないという人も多い。

†参加者の内訳

痴漢外来の患者さんの内訳はどのようになっているだろうか。データをまとめた時点での、一三七人のデータをもとに紹介したい。

先に述べたとおり、性別は一〇〇％男性である。とはいえ、女性からの相談も皆無というわけではない。しかし、性別が異なれば、性についての問題も当然のことながら大きく異なるため、女性は痴漢外来の治療グループには入らず、個別の診療となっている。

問題行動の内訳としては、やはり痴漢が最も多く、四一・六％を占めている。しかし、痴漢ばかりではない。次いで盗撮・のぞき（三五・八％）、過度な風俗店利用や浮気（一一・七％）、露出（三・六％）、その他（七・三％）となっている。その他には、下着窃盗、小児性愛、強制性交（強姦）などが含まれる（図1-1）。

このなかで、過度な風俗店利用や浮気というのは、他の問題行動と違って性犯罪ではな

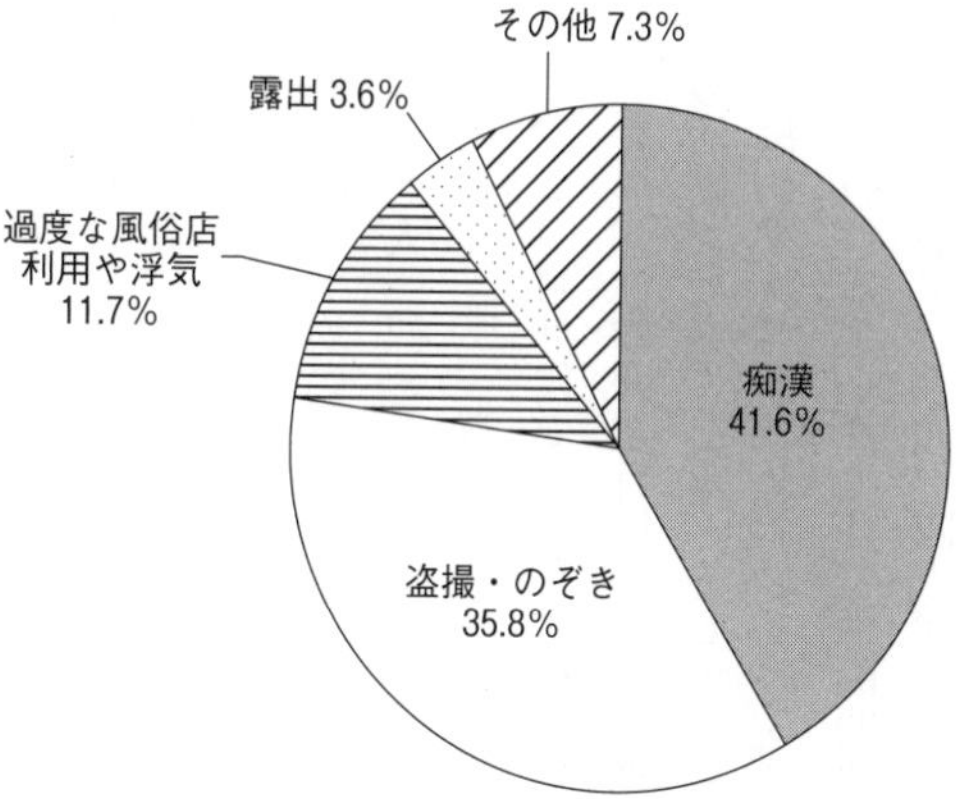

図 1－1　性的問題行動の内訳

出典：Harada (2017)

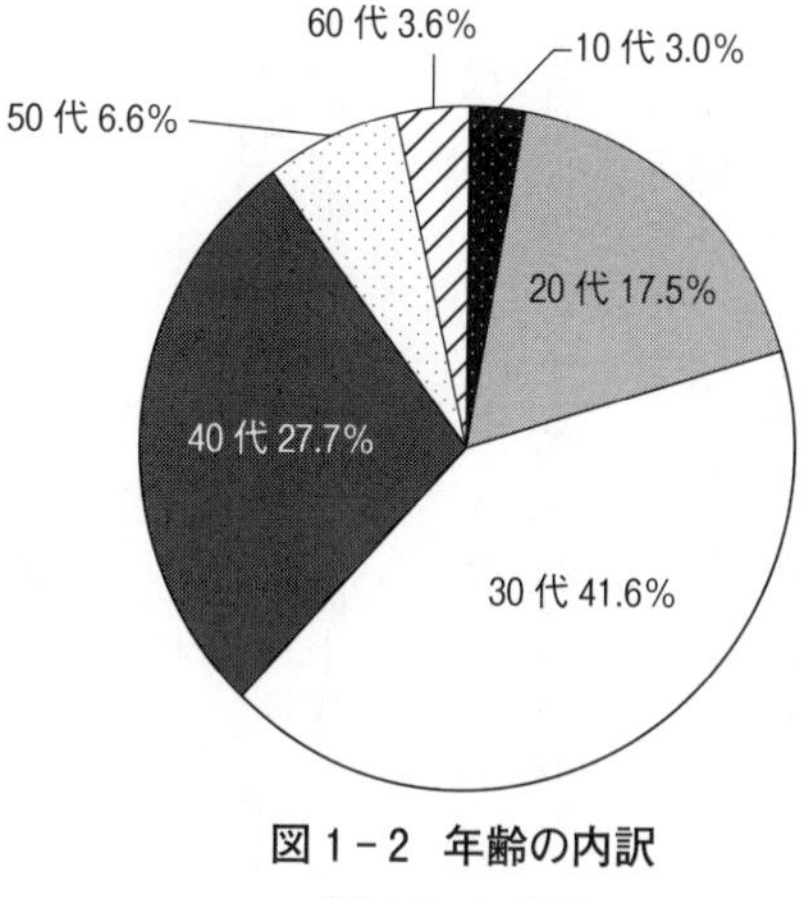

図 1－2　年齢の内訳

出典：Harada (2017)

い。彼らは、性風俗店通いがやめられず多額の借金を作ってしまったり、度重なる浮気が妻や家族に見つかって家庭崩壊となってしまったりした人たちである。また、いわゆる「援助交際」「出会い系サイト」などを通して、未成年との不適切な性的関係に関与した人もいる。

年齢は、平均三六・一歳。十代が四人（三・〇%）、二十代が二四人（一七・五%）、三十代五七人（四一・六%）、四十代三八人（二七・七%）、五十代九人（六・六%）、そして六十代五人（三・六%）である（図1-2）。三十代が一番多く、次に多い四十代と合わせると、この両世代で七割を占めている。

一般に、性的問題行動は、思春期前後から二十代早期に開始され、歳を重ねるにつれ、その活動が活発になる。そして、五十代になると急激に鎮静化する。これは、一般の性的行動とも類似するパターンである。

われわれのデータでは、性的問題行動の平均開始年齢は、二四・八歳だった。一方で、現在の年齢が三十代、四十代という人が特に多いのは、二十代頃から問題行動を行っていたが、発覚したり、生活に支障が出たりして、受診するに至るには一〇年以上のタイムラグがあるということだろう。その一〇年以上の間に、いったい何人の被害者が出たのだろうか。

仕事の有無を見ると、フルタイムの仕事をしている人が四六・七％、アルバイトが三・一％のほか、学生一三・〇％、無職三七・二％である。無職の人たちは、ほぼ全員が事件によって職場を解雇された人たちである。

先にも触れたが、薬物依存症の患者さんのなかには、そもそもこれまで一度も正業に就いたことがないという人もめずらしくない。しかし痴漢外来の患者さんは、性的問題行動以外の面では、生活に大きな崩れがなかったという点が特徴である。これは、他の先行研究で指摘されている知見とも一致する。

また、既婚者や子どもがいる人が多いのも、このグループの特徴である。既婚者は五一人（三七・二％）おり、残りは独身か離婚した人たちである。離婚に至った多くのケースは、やはり性的問題の発覚や逮捕などが原因となっている。

さらに、学歴も薬物依存患者のグループと比べると、非常に高い。大卒以上の学歴を有する人が、七〇人（五一・一％）いる反面、中学卒業の学歴の者は二人（一・一％）しかいない。

このように、痴漢外来の患者さんは、高い学歴を有し、家庭や仕事を持っている人たちが多いということが、薬物依存症やアルコール依存症の患者さんたちとは、大きく異なっている。

2 事例の紹介

それでは、ここで少し、痴漢外来を訪れる患者さんの具体的な事例を紹介したい。本人のプライバシーを保護するため、事例は仮名であり、本人の特定ができないように、細かな点を修正したり、複数の事例をまとめて一つの事例であるように脚色したりしていることをあらかじめお断りしておく。また、すべて事前に本人の許可を得ている。

†シンジさんの場合

シンジさんは、三十代の快活な独身男性である。幼い頃に父を亡くし、母と二人暮らしをしている。

彼は、痴漢と盗撮と窃盗での逮捕歴がある。窃盗は、女性の下着を盗んだというものである。さらに、アルコール依存症の診断も受けている。このように、複数の性的依存症や他の依存症が併存することはめずらしくはない。むしろ、そのほうが普通であると言っていいくらいだ。

痴漢を開始したのは、高校生のときである。きっかけは「偶然」だった。通学で利用していた電車が、人身事故のために遅れ、いつも以上に混雑し、車内はかつてないほどのすし詰め状態だった。周囲の人と否応なく身体が密着し、息苦しくなるほどの混みようだった。

しかも、駅に止まるたびに、次々と人が入ってくる。これ以上は乗れないというくらいに混んでいるのに、遅れてはなるまいと何人もが身体を押し込んでくる。そのときに彼の身体はさらに押され、上半身が妙な角度によじれるような形になり、図らずも斜め後ろにいた女子高生と顔と顔が向き合うようになってしまった。

その瞬間である。頭に電流が走ったようになり、心臓がものすごい勢いで鼓動を始めた。全身から汗が噴き出るような感覚になった。そして、そのように動揺していることを悟られてはいけないと思えば思うほど、なおさら身体が火照り、額や背中を熱い汗が流れた。

このときはそれだけだった。しかし、電車を降りてから、学校に遅れるのも厭《いと》わず、駅のトイレに駆け込み、個室でマスターベーションをした。それ以来、満員電車に乗るのが楽しみになった。

数日後、満員電車のなかで、最初は偶然を装い、手の甲を前にいた女子高生のお尻に当ててみた。何のリアクションもなかった。もっと強く押しつけてみた。やはり、何のリアクションもなかった。

　そこから、相手の反応をたしかめながら、そして電車の振動や周りの乗客の身体の動きに合わせるようにして、徐々に大胆に手を動かし、その女性の身体を触った。それでも、相手からは何のリアクションもなかった。これは触っていいという暗黙の合意なのだと思った。

　こんなことがあって、満員電車に乗るのがだんだん楽しみになっていった。痴漢もののアダルトビデオや雑誌を買って読むようにもなった。そこに描かれていた「手口」を真似て、肘を女性の胸に当ててみたり、自分の股間を女性の身体に密着させたり、いろいろなことをして「楽しむ」ようになった。

†盗撮

　大学生になった頃は、ビデオで見た盗撮にも興味を持った。駅のエスカレーターで、短いスカートをはいた女性の下着を盗撮するために、ホームをうろつくようになった。最初は日に一〜二時間だったのが、一番ひどいときには、憑かれたように連日終電まで女性を「物色」して歩くようになった。

　特に凝っていたのは、スマートフォンで動画を撮影することだった。静止画では、手振れしたり、何も撮れていないことがたびたびあったが、動画では前後に何も撮れていない部分があっても、何かしら「うまい映像」が写っている。しかも、再生するときには妙な臨場感を味わうことができる。

盗撮をしてそれを見ながらマスターベーションをする人もいるが、シンジさんは、それはほとんどなかったという。そして、当初は性的興奮や快感を求めての痴漢や盗撮であったものが、次第にその目的が変わっていった。

シンジさんは、盗撮する最中のスリルやドキドキ感、成功したときの満足感、そして「コレクション」が増えることの達成感に喜びを感じていたという。また、見ず知らずの女性の「誰も知らない部分」を自分だけが知っているという、ゆがんだ「満足感」や「征服感」のような気持ちもあった。

罪悪感がないわけではなかったが、被害者本人も気づいていないのだから、誰にも迷惑はかけていないという勝手な論理で、それをごまかしていた。

ときに気づかれて大声を出されたり、警備員に追いかけられたりしたこともあったが、逃げることすら楽しいと感じたという。彼はそんなときに感じていた高揚感を、「脳に心臓があるかのような感覚」と表現する。まさにそれは、薬物依存症患者が薬物を注射したときの感覚とまったく同じである。

†逮捕

シンジさんが逮捕されたのは、二十代のとき、痴漢行為によってであった。ある日、いつものように痴漢行為をした。この頃は、捕まらないことに味を占めて、行為はますます大胆にエスカレートしていた。女性の下着のなかにまで手を入れることもあった。

その日触っていた女性は、何の抵抗もしなかったばかりか、しばらくしてこちらの手を握り返してきた。最初は手をつかまれて「この人痴漢です！」と騒がれるのかと思い、心臓が止まりそうになったが、そうではなかった。自分の手を優しく握っただけで、声を上げるでもなく、騒ぐでもなく、そのままじっと手を握っていた。シンジさんは、「受け入れてもらえた」「この人は喜んでいる」、本気でそう思った。

電車が次の駅に止まり、女性は合図のように少し手を引っ張った。電車を降りるのだと思った。そして、手を握られたまま電車を降りた。すると、ホームに降りるや否や、女性はシンジさんのほうをにらみつけたかと思うと、彼の頰を平手打ちした。夢から醒《さ》めたように時間が止まった。

今ならなんて馬鹿なことかと思えるが、そのときは本気で受け入れられたと思い込んでいた。もしかすると、このまま恋愛関係に発展するのではないだろうかという期待すらふくらんでいた。

　こうして、彼は逮捕された。この事件では示談が成立し、会社に知れることもなく、大事にはならなかった。事件後しばらくは、たしかに強く強く反省していたが、半年、一年と時間が過ぎると、その気持ちも薄らいでいった。

　そして、最初の逮捕から一年二カ月後、「これまで何度も見つからなかったから、一回くらい大丈夫だろう」という気持ちから、再度痴漢行為に手を出してしまった。しかし、多くの人がそうであるように、一回ではすまなかった。久しぶりの痴漢行為は、ひときわ興奮やスリルが大きかった。また脳がドクドクと鼓動するような感覚を味わった。

†治療につながるまで

　その反面、罪悪感も日増しに膨らんでいった。「やめるべきだ」「やめたい」と思う。「こんな自分ではいけない」「変わりたい」とも思う。しかし、どうすればやめられるのか、どうすればそんな自分を変えられるのかわからなかった。我慢すること以外に方法を知らなかった。我慢できるときもあった。でも、どうしても我慢できないときもあった。

　そして、以前のように痴漢や盗撮を繰り返すようになっていった。次第に快感は薄れ、むしろ罪悪感のほうが大きくなっていた。でもやめられなかった。何のために生きているのだろうと思った。

母はそんな自分を察したのか、「またやってないだろうね」と問い詰めることが増えていった。それに対し、嘘をつき続けるしかなかった。ほかにも嘘が増えていった。駅のホームをうろうろする時間が増えるたびに、「飲み会があった」「友達にばったり会った」などと嘘をついた。うしろめたさから母と顔を合わせるのが嫌で、家に帰る時間が遅くなり、休日は家を空けることが多くなった。そして、外では痴漢や盗撮を繰り返していた。

再逮捕されたのは、最初の再犯から半年後だった。今度は示談をもらえず、裁判になった。会社も解雇された。拘置所の生活はみじめで、もう自分の人生は終わったと思った。裁判の結果は、執行猶予だった。

弁護士の勧めで治療を受けることを決意し、今に至っている。釈放されて、もう五年が経つ。その間、再犯はない。

†マコトさんの場合

マコトさんは、五十代。結婚して子どももいたが、自身の性的問題行動が原因で離婚に至り、現在は一人暮らしである。彼の問題行動は、犯罪ではなく、極度に強迫的な性行動である。具体的には、頻繁な性風俗店通いが元で、人生が破綻してしまったケースである。

夫婦生活に問題があったわけではない。妻も子どもも大切にしていたつもりだった。しかし、人づき合いが極度に苦手なうえ、仕事でも頻繁にミスをしていた。

仕事がうまくいかず、度重なる失敗で上司に叱責されたあと、マコトさんは、気晴らしのつもりでソープランドに行った。すると、そこで性的サービスを受けている間、嫌なことを忘れられ、ストレスが溶けて流れていくように感じた。さらにそれだけでなく、自分を優しく大切に扱ってもらえたことで、自尊心を取り戻すことができるようにも感じた。

こんなことがあって、彼はすっかりソープランドにはまり込み、ひどいときは一晩に数軒もソープランドの「はしご」をするようになった。月に何十万もの金を風俗店につぎ込んで、貯金も使い果たしてしまったが、それでもその誘惑に抗うことができず、風俗店通いがやめられなかった。毎晩のように帰りが遅い夫に妻は不信感を抱き、夫婦間のいさかいも増えたが、それがますます風俗店通いに拍車をかけることとなった。

驚いたことに、マコトさんは、風俗店通いを続けるために、会社を退職するという最終手段を取った。退職金をつぎ込もうと考えたのだ。妻に内緒で会社を辞め、会社に行くと嘘をついて家を出て、昼間からやっている店を見つけては、足繁く通うようになった。

しかし、そのような生活が長続きするわけがない。ほどなく金が底をつき、追い詰められた彼は、家を出た。誰にも相談できず、ホームレス同然の生活のなかで、自殺まで考えた。

幸いなことに、その後彼は福祉につながり、福祉事務所から病院を紹介された。そして、生活保護を受けながら治療を続けるに至っている。貯金は底をついていたが、借金がなかったことは不幸中の幸いだった。

今年に入って、彼は自宅でできる仕事を始めた。新たな人生の目標も少しずつ描くことができるようになっている。今の仕事は、人づき合いなく続けられるので、心理的な負担も少なく、自分に合っている。生活保護費は病院が管理しており、手元には自由に使えるお金がないため、風俗店通いはやりたくてもできない。

今の一番の課題は、性的な行動ではなく、もっと自分の人生や将来にプラスになる行動によって、自信や自尊心を回復することだと思っている。あの頃を思い返すと、何だか悪い「熱病」にでもかかっていたかのようだと感じる。

「脳があたかも、セックスに乗っ取られてでもいたかのようだ」。マコトさんは、そう表現し、今はまるで憑き物が落ちたかのような安堵感を抱いている。

†事例からわかること

二つの典型的な例を紹介したが、性犯罪であるかないかの違いはあっても、両者に共通することがいくつかある。一つは、どちらも性行動が「やめたいのに、やめられない」という状態になっていたことである。逮捕されても、貯金を使い果たして無一文になっても、やめられない。まさに、依存症と呼ぶにふさわしい状態である。

マコトさんがいみじくも「脳が乗っ取られていた」と語っていたように、依存症は「脳の病気」である。理性的な脳は、「やめるべきだ」と考えるが、もっと奥にある本能的な脳は、考えるというよりは、圧倒的な衝動で本人の理性をなぎ倒して、性的行動を行うように突き動かす。

もう一つの共通点は、性的行動の目的である。二人とも、当初は性的な興味・関心から性的行動を行っており、性的快感を得ることが目的であった。しかし、次第にその快感も薄れ、むしろストレスや孤独感を紛らわせたり、スリルを味わったり、自尊心を回復したりするための手段として、性的行動を繰り返すようになっていた。

これも、アルコール依存症や薬物依存症患者の姿と重なるところがある。ある薬物依存症の患者さんが、「一番みじめだったときは、家で一人泣きながら覚醒剤を打っていた」と話してくれたことがある。もはや薬物を使用しても、快感や興奮は何もなく、ただみじめになるだけなのだが、それでも離脱症状（いわゆる禁断症状）から逃れるため、そして、そのみじめさや寂しさを紛らわせるために、なおさら薬物にはまっていく。まさに地獄のような悪循環である。

第三は、やめようとしたときの対処である。二人とも、「意志の力」で、我慢を重ねることで、性的行動をやめようとしていた。これも、治療につながる前のアルコール依存症や薬物依存症患者の対処法とまったく同じである。

強い意志を持つこと、我慢することは、たしかに重要である。反省ももちろん重要である。しかし、それで収まるならば苦労はない。むしろ、それで収まるくらいならば、そもそも依存症ではない。先に述べたように、圧倒的な衝動に突き動かされて、理性や意志の力がなぎ倒されてしまうのが、依存症の本質であるからだ。

マコトさんが述べていたように、脳が乗っ取られたような状態になり、意志の力では太刀打ちできなくなる。意志の力に訴えかけ、反省を促す「処罰」だけでは、この問題を解決できないのはこのためである。

第四に、治療につながることで、彼らは問題行動をやめ続けることができているということである。そして、本来の自分を取り戻し、新しい生き方を手に入れつつある。このように、治療には明らかな効果がある。第四章で詳しくデータを紹介するが、痴漢の再犯率は三〇％程度とされているところ、痴漢外来で治療を受けた人々の再犯率は、三％弱である。

3　痴漢犯罪の現状

†痴漢の統計データ

二〇一七年の初夏、朝夕の満員電車で痴漢を疑われた男性が、線路上を走って逃げるという事件が相次いで起こり、大きな話題となった。なかには、逃げる途中で電車にはねられるなどして死亡してしまったケースもあれば、ラッシュ時に電車の大幅な遅延を招いて大勢の乗客が迷惑を被ったケースもある。

実際に痴漢行為をし、それが発覚して逃げた者もいるだろうし、冤《えん》罪を恐れて逃げた者もいるかもしれない。痴漢冤罪については、これまで何度となくニュースで報道されているし、映画にもなっている。やましいところはなくても、逮捕されたり、裁判になったりすると面倒なことは間違いなく、何より家庭や仕事がめちゃくちゃになってしまうおそれがある。

ここで改めて考えるべきことは、痴漢という犯罪があまりにも多いという事実である。

そして、被害を受ける女性はもちろんのこと、痴漢冤罪を考えれば男性にとっても他人事《ひとごと》ではないし、男性だって痴漢の被害に遭うこともある。

では、痴漢は年間でどのくらい発生しているのだろうか。実は、痴漢を罰する法律はなく、痴漢の多くは「迷惑防止条例」という条例違反である。手口が悪質であるものは、刑法の強制わいせつ罪にあたる場合もあるが、ほとんどのケースは条例違反となる。

しかも「迷惑防止条例」には、痴漢行為だけでなく、いわゆる「ダフ屋」と呼ばれるチケット転売行為や、つきまとい、盗撮などさまざまな迷惑行為が含まれるうえ、都道府県によってその内容に大きな違いがある（ただし、チケット転売行為に関しては、二〇一八年六月に「チケット不正転売禁止法」が施行された）。

したがって、警察白書や犯罪白書のような国の統計には、痴漢のデータがない。そこで、少し古いデータになるが、法務省法務総合研究所が、二〇〇六年から二〇一四年までの全国の痴漢のケースをまとめた統計があるので、これを参考にしたい（図1-3）。それによれば、毎年約三五〇〇件から四五〇〇件の痴漢が検挙されている。つまり、一日あたり一〇件を超える痴漢が検挙されていることになる。

しかし、これは表に出たケースだけであるので、実際ははるかに多い発覚していないケース、すなわち暗数があることが推測される。

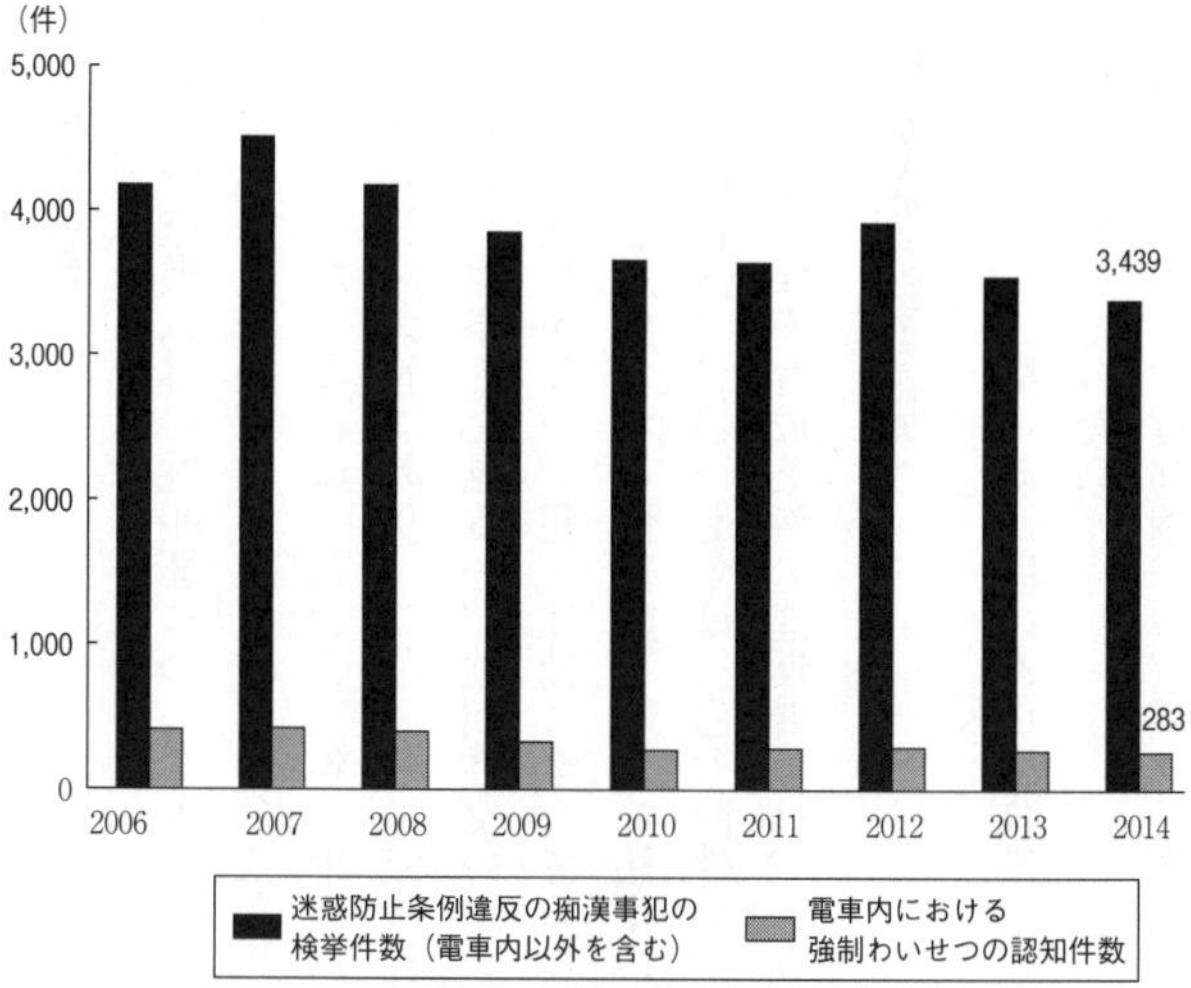

図 1 − 3　痴漢事犯の推移

出典：法務省（2016）

また、盗撮についても同様に迷惑防止条例違反となるが、二〇一四年では約三二〇〇件が検挙されている。場所は駅構内が最も多く、三三・二%、次いで大型商業施設が二八・五%となっている。そしてその七割が、スマートフォンを使っての犯行である。

このように、多くの痴漢や盗撮被害が出ているにもかかわらず、男性が線路を走ればニュースになるが、毎日多くの女性が痴漢被害に遭っていることは、ニュースにすらならない。世間はあまりにも無関心である。

†その他の性犯罪

痴漢や盗撮以外の性犯罪についても、統計を見ておきたい。平成三〇年版犯罪白書によれば、強制性交の認知件数は、二〇〇三年以降減少トレンドにあり、二〇一七年では一一〇九件だった。これは、二〇〇三年の半数以下である。強制わいせつも二〇〇三年をピークに減少トレンドにあり、二〇一七年では五八〇九件であった。

しかし、検挙率を見ると、強制性交の場合が約九〇％であるのに対し、強制わいせつでは七〇％強しかない。犯人逮捕に至っていないケースが数多くあるということだ。

子どもを対象とする性行動を罰する法律には、児童買春・児童ポルノ禁止法などがある。その違反者は、二〇一七年は三〇七四件で、ここ一〇年の間、一貫して増加している。また、青少年保護育成条例の違反者数は、一九六七件である。

†痴漢が大量発生する背景

それではここで、わが国において痴漢がなぜこんなにも大量に発生しているのか、その背景を分析してみたい。

国土交通省が、首都圏、中京圏、近畿圏の三大都市圏における鉄道・バス等の大量公共

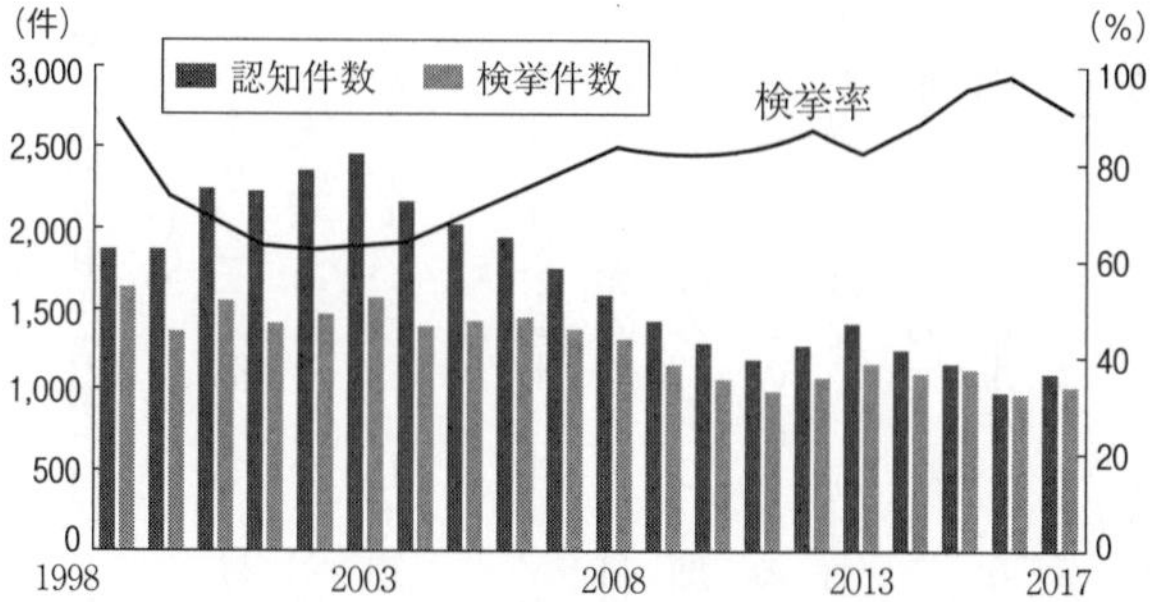

図1－4　強制性交等 認知件数・検挙件数・検挙率の推移

出典：法務省（2018）

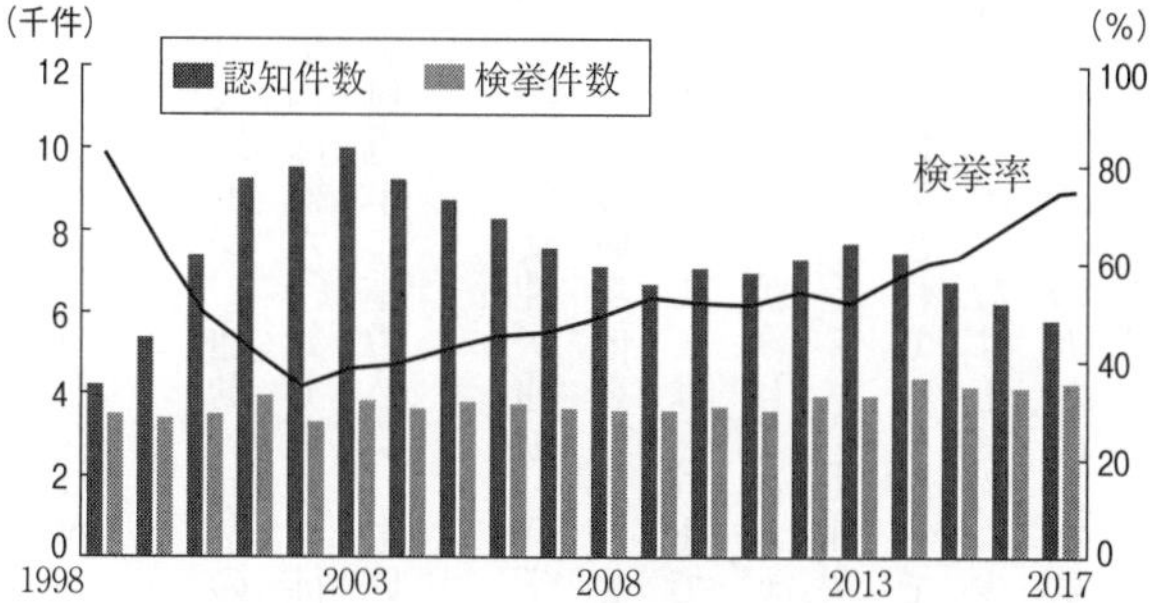

図1－5　強制わいせつ 認知件数・検挙件数・検挙率の推移

出典：法務省（2018）

輸送機関の利用実態を調査した「大都市交通センサス」によれば、鉄道での通勤・通学者数（定期券利用者数）は、首都圏約八〇〇万人、中京圏約七〇万人、近畿圏約二五〇万人となっている。

つまり、三大都市圏だけで毎日一〇〇〇万人以上が、通勤・通学の大移動をしているという実態がある。しかも、通勤所要時間の平均は約六〇分であり、徒歩区間を差し引いても数十分というけっして短くはない時間、満員電車に詰め込まれているということがわかる。

女性の社会進出に伴い、当然のことながら多くの女性が通勤・通学しており、その結果、異性を含む赤の他人と、日常では考えられないくらい身体を密着させた状態で長時間を過ごすことになる。そこに痴漢という犯罪の土壌があることは言うまでもない。

ところで、この話をすると多くの人は驚くのだが、痴漢はほぼわが国特有の犯罪と言っても過言ではない。海外の論文では「日本には *chikan* という犯罪があり、年間数千人が逮捕されている」ということが、驚きをもって報告されているほどである。もちろん、諸外国でも満員電車やバスなどで痴漢の報告はあるが、数は圧倒的に少ない。

これは一つには、今述べたとおり、一〇〇〇万人もの人が満員電車で毎日長時間かけて移動しているというわが国特有の事情が大きい。さらに、日本の女性は被害を受けても、声を上げることがまれで、ほとんどは泣き寝入りしているという事情があり、そうした女性の弱みにつけこんだ犯罪が痴漢だと言える。

たとえば、警察庁が東京、大阪、名古屋の三大都市圏に住む女性約二〇〇〇人を対象に調査したところ、痴漢の被害体験があると答えた人は約一四％いたが、そのうちの八〇％が「我慢した」「その場から逃げた」と回答している。一方、「通報した」という人は、わずか二・六％しかなかった。その理由としては、「恥ずかしかったから」「怖くて何もできなかったから」という答えが大半である。

このように、そもそもこれだけの過酷な満員電車での通勤・通学という世界でもまれな状況であることに加え、日本の社会・文化的な背景などが影響して、日本では痴漢事件が大量に発生しているのである。

†二重の性差別

痴漢の社会・文化的背景として、その根本には、わが国に根強い男性優位社会の影響があることも強調しておかねばならない。

言うまでもなく、痴漢に限らず女性を被害者とする性犯罪は、女性の尊厳や人格を無視し、その心身を侵害する卑劣な性暴力である。相手の心情を顧みず、自らの欲求の赴くままに、女性の性的自由や性的自己決定権を踏みにじる行為に及ぶのは、その背景に女性を「モノ」や「記号」のように見る心理がある。

ジェンダー法学者の谷田川知恵は、性暴力には二重の性差別主義があると述べる。それは、「法における男性中心主義」と「性における男性中心主義」である。

「法における男性中心主義」とは、法律がそもそも「人＝男性」として組み立てられており、女性が男性と同等の主体として認識されていないことだという。もちろん、憲法では男女平等が謳われているが、谷田川によれば、皇室典範にみられる父系血統主義や司法関係者に占める女性の割合が一～二割でしかないことなど、法律の世界には男性優位の残滓《ざんし》が埋め込まれているという。

ほかにも、強制性交罪は被害者の不同意だけでは成立せず、暴力や脅迫を受けてはじめて成立するということを見ても、男性と女性の力関係を無視しており、不平等が前提になっている。強制性交罪が成立するためには、被害者は相当な抵抗をしなければならず、怪我を負ったり、着衣が破れたりするなど、暴行脅迫の客観的な証拠がなければ認められにくい。これは、あまりにも加害者寄りだと言えるだろう。

もう一つの「性における男性中心主義」とは、男性には性的奔放さが許される一方で、女性には貞淑さを求めるような二重の基準や、性的場面における男女の「主従関係」に代表されるものである。

男性の性衝動はやむをえないものであるから、女性はそれを受け入れるべきであって、そのつもりがないならば、男性を刺激しないように、あるいははっきりと不同意を示すように求めることが、暗黙のルールとして社会には根強く残っている。夫婦や交際している男女間の強制性交や強制わいせつがなかなか認められないこと、被害者にも落ち度があると見る傾向などに、それは如実に表れている。

さらに、法が保護すべき女性の性的権利は、女性自身の固有の権利であるというよりは、むしろ父親や夫の「所有物としての女性」の権利であるという意識的、無意識的なとらえ方が根強く残っている。その見方によれば、性犯罪は、女性の「貞操」を侵害するものであり、それによって女性自身の人権が侵害されたというよりは、女性を「所有する」男性の権利が侵害されたと感じる男性が今なお少なからず存在する。

かつて大学のゼミで性犯罪について学生と議論したとき、ある男子学生が「自分の彼女が性犯罪にあったら許せない」と力説した。しかし、一見正義感にあふれた主張の裏にあったのは、「彼女の被害」が許せないということではなく、「自分の彼女の被害」が許せないということであった。

彼はまた、夫や恋人がいる女性に性加害を行うことが、そうでない女性への性加害よりも、悪質であると考えているようだった。こうした主張を聞いた周囲の女子学生は、当然のように一斉に反発した。しかし、彼は彼なりの正義感をもって「性犯罪は許せない。自分は彼女を守る」と主張したのに、批判されたことの意味が最後まで理解できなかったようだった。

明治生まれの男性ならともかく、平成生まれの若い男性ですら、このような女性観であり、それを悪びれることなく「正義感」とはき違えてしまうほどに、この社会には根強い性差別がある。われわれは、それを他人事と考えずに、常に胸に手を当てて検証し続ける必要があるだろう。

†いくつかの対策

それではここで、痴漢への対策は、現時点でどのようなものがあるか見てみたい。

一つは、満員電車対策である。東京都の小池百合子知事は、「満員電車ゼロ」を公約に掲げ、「満員電車は当たり前だと思っておられる。そこは意識改革、制度、いろいろなイノベーションを図っていくべき」と述べて、関係機関との連携を推進している。

当然ながら満員電車がなくなれば、電車内の痴漢は大きく減少するだろう。しかし、痴漢は電車内だけで起こっているわけではないし、満員電車ゼロは一朝一夕でどうにかなるような簡単な問題ではない。

また、たとえ満員電車がなくなったとしても、痴漢をするようなメンタリティの持ち主は、手を替え品を替え、別の種類の性暴力や、女性の人権や尊厳を踏みにじる行為を平気で行う危険性もあるだろう。

次に、被害者側の対策（自衛策）も考えられている。以前、埼玉県警の鉄道警察隊が「痴漢撃退シール」なるものを配布したことが話題になった。「さわらないで」などと書かれたシールを痴漢被害に遭った際に、相手の手や腕に貼ると皮膚にインクが転写されて「証拠」になるという。

それに対し、「痴漢でっち上げに悪用される」などの心配の声も上がったが、被害に遭っても声を上げにくい女性の一助になることはたしかだろう。

また、類似の試みとして、痴漢抑止活動センターというところが、「痴漢抑止バッジ」を考案している。「痴漢は犯罪です」「私たちは泣き寝入りしません」などと書かれたバッジを身につけることで、被害を未然に防ごうというものだ。二〇一五年からクラウドファンディングで資金を募ったところ、約三カ月間で二〇〇万円を超える資金が調達できたという。

たしかに痴漢は、おとなしそうで声を上げにくそうな女性を物色してターゲットを絞っているのは事実であり、このようなバッジを身につけている女性は、被害に遭う確率が相当下がることが予想される。その一方で、このバッジすら恥ずかしいと思う女性に対しては、当然のことながら抑止力はない。

また最近では、痴漢被害に遭った際に、安全ピンで相手の手を刺して自己防衛するという手段が、ツイッターを中心に議論になったこともある。

このように、さまざまな人々があれこれと痴漢対策に知恵を絞っているが、その一方で痴漢自体は一向に減少する気配がない。

そして、何より重要なことに、シールやバッジにしろ、安全ピンにしろ、女性の側だけに対策を求めることは、根本的に間違っている。加害者に対する働きかけや対策が、駅のポスターくらいしかないという現状は、社会が本気で痴漢問題と向き合っていないことの証拠である。

そのなかで、今日もどこかで誰かが被害に遭っているし、線路上を男性が走っているかもしれない。これだけ大きな被害を生み、社会の混乱を招いている問題であることはたしかなのだから、社会は本腰を入れて痴漢対策に乗り出さないといけないが、抜本的な対策はまったくと言っていいほどなされていないという状況が続いている。

したがって、このような「日本型の性犯罪」に対し、対策の切り札となるのは、性犯罪者本人に対する治療なのである。

†なぜ痴漢対策が進まないのか

これまで私は、さまざまなメディアを通して痴漢の治療について、提唱してきた。その反響の一つとして、痴漢に関する国会の勉強会に呼んでいただいた。国会議員が勉強会を開いているということは、やっと社会が痴漢対策について本腰を入れようとしているのかと期待をしたが、それは少し違っていた。

勉強会の主な目的は、痴漢冤罪対策であった。もちろん、それも重要な問題であることは間違いない。犯罪被害同様に、冤罪被害も絶対にあってはいけないことだ。満員電車で通勤する男性は、痴漢冤罪のターゲットにでもなってしまったら、それこそ社会的な生命が抹殺されるかもしれない。この意味では、痴漢は女性だけではなく、男性の敵でもある。

とはいえ、痴漢冤罪の被害よりも、何と言っても痴漢自体の被害が圧倒的に多いのに、そちらが主題ではないということに肩透かしを食わされたような気がしたのだ。

社会が痴漢被害に無関心な理由は、一つはそれが性的な問題であるがゆえに、正面切って取り上げることをタブー視する傾向があるからなのかもしれない。その意味で、国会議員が取り上げようとしていることは、大きな進歩であり、きわめて有意義な前進であることは間違いない。

とはいえ、対策が進まないことのもう一つの理由は、先述のように、この国がまだまだ男性優位社会であり、女性にとっての大きな問題についての目配りや意識が足りないということが挙げられるだろう。だから、痴漢を取り上げるに際しても、男性目線の痴漢冤罪にまず目が向いてしまうのではないだろうか。

つまり、性犯罪の背景に男性優位な価値観があるだけでなく、それに対する対策や社会の態度にもそのような価値観が如実に表れている。

これは何も痴漢に対してだけでなく、あらゆる性犯罪に対しても言えることだ。たとえば、フリージャーナリストの伊藤詩織さんが、実名でレイプ被害を訴えて、わが国における #MeToo 運動の先駆けとなったが、まだ社会的な運動には発展していない現実がある。それどころか、性犯罪被害者を責め立てるような心ない言動も目立つ。

痴漢や性犯罪の「敵」が、犯罪者本人だけでなく、社会全体であるのであれば、そのような社会は、一刻も早く変えていかなければならない。

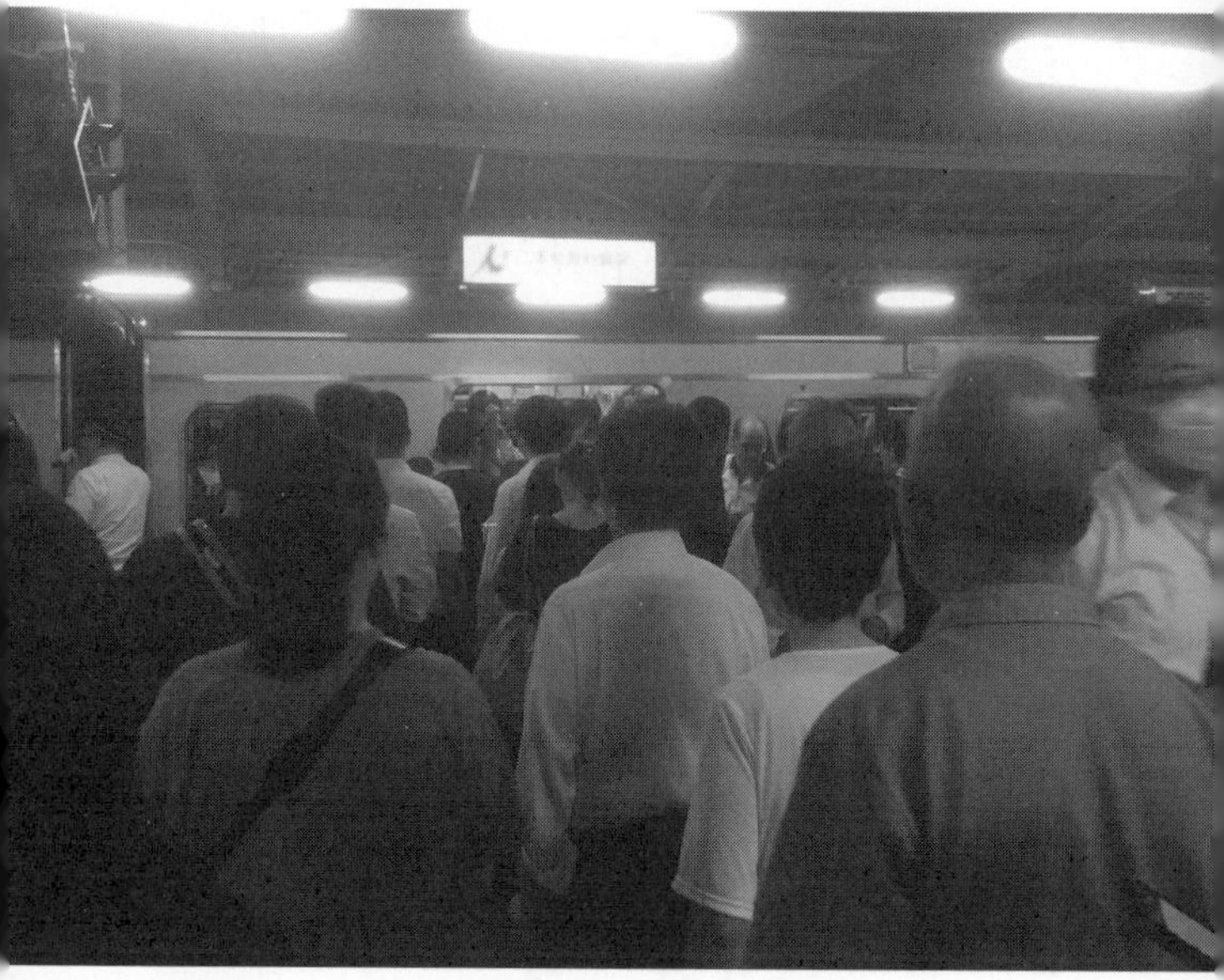

第二章
「病気」としての性的問題行動

通勤ラッシュ時の満員電車が「引き金」となって、痴漢行為に及んでしまう者がいる。

1　痴漢という「病」

二〇一八年の夏、NHKの人気番組『クローズアップ現代＋』で痴漢問題が特集され（「万引き・痴漢という〝病〟～刑罰だけでなく治療も」）、私もその番組に出演した。私はそこで、痴漢という「病」に対して「処罰に加えて治療を」と主張し、われわれの痴漢外来の試みを紹介した。

病院の治療場面に初めてテレビカメラが入り、治療セッションでの実際のやり取りが放送された。また、患者さんへのインタビューも行われた。

†痴漢を病気と見ることへの批判

番組に対し、ありがたいことに視聴者から多くの賛同の声が寄せられたが、同時にいくつかの反対意見、感情的な反発があったことも事実である。「痴漢の味方をするのか」「痴漢は好きでやっているのだから、病気ではないだろう」「何でもかんでも病気にするな」などがその代表的な声であった。

しかし私は、別に思いつきで痴漢を病気として扱っているわけではない。痴漢が病気であるというのは、世界的な疾病分類や診断基準でも述べられている。つまり、専門家のコンセンサスによって、それが病気としてとらえられているのである。

また、けっして「何でもかんでも」というわけでもない。痴漢のなかでも、それが反復され、本人の意志で行動がコントロールできなくなっているようなものについて、診断基準を定めて「病気」であると位置づけている。その背景には、何十年にもわたる地道な研究と臨床の蓄積がある。

さらに、「病気だといって罪が軽くなるのは許せない」という批判も多く寄せられた。これは、「痴漢は病気」という視点を、責任能力の問題と混同しているだけの誤解である。

精神障害者による犯罪の場合、精神鑑定によって「責任能力がない」、または「減弱している」と判断されると、場合によっては無罪となったり、刑が減軽されたりすることがある。けれども多くの場合、それは統合失調症、認知症などによって、病前の人格そのものが、がらりと変わってしまうほどの障害が認められた場合である。

痴漢が病気とされたところで、責任能力の議論にはならない。たとえば、アルコール依存症という「病気」があったからといって、その患者が酔って人を殴ったり飲酒運転したりしたときに、無罪になったりはしない。それと同じことだ。

つまり、誰も「痴漢は病気」という視点を責任能力とからめて主張していないにもかかわらず、「病気だからといって罪が軽くなるのは許せない」という反論をするのは早合点というものである。

私はこれまで、痴漢が犯罪であることを否定したことは一度もない。また、痴漢という病気を責任能力とからめて主張したことは一度もないし、そのつもりもない。「痴漢は犯罪か、病気か」という二者択一ではなく、犯罪であることは当然の前提として、そのうえで病気という視点も加えるべきだと提案しているだけである。つまり、「犯罪でもあり、病気でもある」という主張である。

これはイデオロギーではなく、科学的な事実である。何度も強調するが、このことをきちんと押さえておいてほしい。

そしてその対処においても、「刑罰か、治療か」という二者択一を主張しているのではない。「刑罰に加えて、治療を」という対処法を増やす提案をしているにすぎない。これによって、再犯を確実に抑制することができる。これも科学的事実である。

このように、痴漢行為を医療の枠組みからとらえ直すことは、何も犯罪としての責任を軽くしようとする企てではない。それどころか、性犯罪と闘い、性犯罪を減らすための科学的な提案である。

それでもこうした提案に反対する人は、痴漢などの性犯罪者を刑務所に閉じ込めておきさえすればそれでよいと考えるのだろうか。何の治療も教育もせず、ただ閉じ込めておいて、刑期が終われば釈放するだけでよいと言うのだろうか。そちらのほうがより危険であり、犯罪の抑止にはならないのは明らかである。

†刑罰の限界

そもそも痴漢や盗撮などの場合、刑罰といっても、一度や二度での逮捕であれば罰金や執行猶予などで済むことがほとんどだ。その場合、すぐに日常生活に戻されることとなる。すると、しばらくの間は再犯に歯止めがかかっても、長い月日が経過するにしたがって、ふとしたことでまた罪を犯してしまうケースがある。

このように、わが国の刑事司法の枠組みのなかで痴漢を扱おうとすると、十分な対処ができず、いたずらに再犯が繰り返され、多くの被害者を生んでしまっている現状がある。

それに対し、「ではもっと厳罰に処するようにすればいいのではないか」という意見がある。罰金や執行猶予で済ませているから、再犯を繰り返すのならば、初犯のときから実刑にして刑務所に入れればよいという考え方である。

しかし、問題はそんな単純なものではない。まず、世界中のどの国においても、拘禁刑は最終手段であり、その使用は抑制的にすべきだというのが刑事司法の鉄則である。それは、罪刑均衡主義の見地からの要請でもある。

さらに、より重要なことは、厳罰化には再犯をわずかではあるが増加させるというエビデンスがあるということだ。これには、刑罰によって職を失ったり、家族を失ったりすることが関係している。無職になったり孤立したりすることは、犯罪のリスクを高める。また、人によっては、刑務所が「犯罪の学校」となってしまい、悪い仲間が増えたり、新しい犯罪の手口を教わったりすることもある。

費用対効果ということも考える必要がある。実は、刑務所というものはとてもコストがかかる。単純に計算して、わが国では受刑者一人当たり、一年間で約四〇〇万円もの税金がかかっている。それだけコストをかけても、社会から犯罪を減らす効果があるのであれば、それは社会の安全のために必要な投資である。しかし効果が見込めないのだから、合理的な投資であるとは言えない。

†科学的なエビデンス

それでは、刑罰と治療の「効果」について、もう少し詳しくエビデンスを見てみよう。

まず、再犯率に関するデータを見ると、性犯罪者（刑法犯）の性犯罪再犯率は、一般に思われているほど高くはなく、約五％程度にとどまっている。性犯罪の再犯はとんでもなく高いという誤解が社会には蔓延《まんえん》しているが、それは事実とは異なることをまず押さえておきたい。

だからといって、性犯罪やその再犯を楽観視してよいということではない。いくら再犯率が高くなくても、きわめて卑劣で重大な犯罪であることは間違いない。実際以上に危険視して、必要以上にヒステリックな反応をせずに、冷静に対策を考えることが重要だということである。

ただし、性犯罪全体に比べると、痴漢や盗撮は再犯率が高い。しかもその特徴は、同種犯罪、つまり痴漢や盗撮ばかりを繰り返している者が多いことである。

法務省のデータによれば、痴漢の同種再犯率は執行猶予者で約三〇％、刑務所出所者で約五〇％となっている。刑務所に入っても、その半分はまた再犯をする。軽い処罰よりも、再犯率が高くなっているということがここでもわかる。

より厳密なエビデンスとして、アメリカの犯罪学者リプセイ（Mark Lipsey）による研究結果を見てみよう。彼の研究データによれば、全犯罪を対象とした研究では、処罰のみでは再犯率は低下しないばかりか、逆にわずかながら増加することが見出されている。一方、カウンセリングは一〇ポイント程度再犯率を抑制する。そして、より効果的に組み立てられた治療を実施すれば、再犯率を少なくとも三〇ポイントは抑制することができるという。

カナダの犯罪心理学者ボンタ（James Bonta）とアンドリュース（D. A. Andrews）による、より新しい研究では、刑罰のみや不適切な対処の場合、再犯率はやはり三ポイント程度増加する。一方、認知行動療法を実施した場合、再犯率は三〇ポイント程度低下する。そしてその効果は、刑務所内で実施したときよりも、保護観察などの枠組みを活用して、社会内で実施したときのほうが大きくなる。

性犯罪に限定すると、アメリカの犯罪心理学者マッケンジー（Doris MacKenzie）らによる研究では、認知行動療法によって、再犯率が半減することが明らかになっている。具体的には、治療をしない場合の再犯率が二一％であったのに対し、認知行動療法を実施した場合は、九％であった。

このように、エビデンスが明確に示している事実は、性犯罪に対処するには、刑罰だけでは効果がなく、治療という選択肢を追加することではじめて、確実に再犯が抑制されるということである。これが厳然たる科学的事実である。センセーショナルに騒いでも、厳罰を科しても、ましてや安全ピンで刺したり線路上を走ったりしても、その先には何もない。

†痴漢を病気と見ることの利点

このように、痴漢を病気としてもとらえて治療を提唱する立場は、痴漢撲滅を叫んでさまざまな対策を講じている人たちと、痴漢という犯罪をなくし、これ以上被害者を出さないようにしたいという目的で一致している。

それに加えて、痴漢行為をやめたいと思ってもやめることができず、仕事を解雇されたり、家庭崩壊に至ったり、刑務所に入ってしまったりという、加害者やその家族の悲劇をも未然に防ごうとする努力でもある。

これは加害者の利益だけを擁護するということにはならないだろう。家族には何の罪もないし、加害者本人にしても自業自得だと見捨てておけばよいということでもない。加害者への治療によって犯罪を未然に防ぐことは、さらなる被害者を出すことを防ぎ、社会全体にとっても大きな利益となる。

そして、「痴漢は病気」という見方をしたところで、それに反対する人々が主張し、恐れているような事実（刑が軽くなる、痴漢が増えるなど）はまったく起こらない。それどころか、むしろ利点のほうがはるかに多い。

痴漢を病気と見ることの利点は、これまで述べてきたように、刑事司法の問題を補ってくれることである。再犯が繰り返されるのは、それは衝動を制御できない病気だからだ。刑罰に加えて治療という選択肢をつけ加えることによって、再犯を効果的に抑制できるようになる。

治療は刑務所のなかでもできるが、痴漢で刑務所に入るのは、二度三度と繰り返した人たちであるので、それでは遅すぎる。

私の主張は、刑務所に入るより前のタイミング、すなわち罰金や執行猶予で済んだときに、それで「一件落着、あとは自助努力」というのではなく、治療につながるような枠組みを整備するべきだということである。

あるいは、まだ捕まってはいない人が、自分の問題性を自覚し、それをどうにか治したいと思ったときに、いつでも治療につなげられる枠組みを整えるべきだということでもある。

ボンタとアンドリュースのエビデンスが示していたように、刑務所内よりも社会内での治療のほうがより効果が大きいのであるから、このようにすれば、痴漢による被害が一層効果的に抑制されることになる。コストもはるかに低くて済む。

「痴漢は病気」という主張は、つまるところ、刑罰と治療というダブルの取り組みによって、「被害者を出さないこと」「再犯を防止すること」が第一の目的であることを再度強調したい。

2　依存症としての痴漢

†痴漢の病名

それでは、痴漢などの性犯罪は、具体的にどのような「病気」なのだろうか。それに「病名」はあるのだろうか。

世界的に用いられている精神障害の診断基準である『精神障害の診断と統計マニュアル』（DSM―5）や世界保健機関（WHO）の『国際疾病分類』（ICD―11）には、「窃《せっ》触《しょく》障害」という疾患がリストアップされている。「窃」というのは「こっそり」という意味であり、字義どおりに解釈すると「こっそり触る病気」ということになる。

DSM―5では、その主な症状として、「同意していない人に触ったり、身体をこすりつけたりすることから得られる反復性の強烈な性的興奮が、空想、衝動、または行動に現れる」障害であると記載されている（傍点引用者／表2-1）。

表2−1　窃触障害の診断基準

A.	少なくとも6カ月間にわたり、同意していない人に触ったり、身体をこすりつけたりすることから得られる反復性の強烈な性的興奮が、空想、衝動、または行動に現れる。
B.	同意していない人に対してこれらの性的衝動を実行に移したことがある、またはその性的衝動や空想のために臨床的に意味のある苦痛、または社会的、職業的、またはほかの重要な領域における機能の障害を引き起こしている。

出典：American Psychiatric Association（2013）

まさに痴漢は、このような病態である。そして、こうした性的衝動や行動が反復され、やめようと思ってもやめられない状態に陥ってしまっている。コントロール不能になることが、この障害の大きな特徴である。

†パラフィリア障害

窃触障害は、DSM−5では、「パラフィリア障害群」と呼ばれる一連の性的障害のなかに含まれている。パラフィリアとは、性的満足を得るための対象や手段に逸脱や異常があるものをいう。

対象の逸脱としては、子ども、動物、物（下着や靴など）に対して性的欲動を抱くケースがある。これらはそれぞれ、小児性愛（ペドフィリア）、動物性愛（ズーフィリア）、フェティシズム障害（対物性愛）と呼ばれる。

手段の逸脱としては、窃触障害が代表的なものであるが、加えて露出障害、窃視障害などがある。露出障害は、自分の性器や性行動を見せることで性的満足を得るものである。窃視障害は、いわゆる「のぞき」のことであるが、盗撮もここに含まれる。同意のない相手の性行動や下着、裸体などをこっそりと見たり、撮影したりすることで、性的満足を得るものである。

ＩＣＤ―11にも同様に、パラフィリア障害群という診断カテゴリーがあり、そこに窃触障害が含まれている。実は、この一つ前のバージョンであるＩＣＤ―10では、このなかに「窃触障害」という診断名はなく、「その他のパラフィリア」としてほかのまれな障害（死体性愛など）と一緒にされていた。これを見てもわかるように、世界的に見れば、窃触障害はとてもまれな障害なのである。

†強迫的性行動症

ＩＣＤ―11には、二〇一九年の改訂で「強迫的性行動症」という障害が新たに追加された。性的行動をやめたくてもやめられないという状態が、疾病であるとしてリストアップされたのである。

診断基準を見ると、この障害は、パラフィリア障害と非常に似通った病態であるが、この障害には、「パラフィリアを除外すること」というただし書きがついている（表2-2）。つまり、こちらは対象や手段に逸脱のない性的行動が過剰に反復されるものである。

表 2－2　強迫的性行動症の診断基準の概要

・強烈かつ反復的な性的衝動または渇望があり、制御に失敗している。
・反復的な性行動が生活の中心となり、他の関心、活動、責任が疎かになっている。
・性行動の反復を減らす努力がたびたび失敗に終わっている。
・望ましくない結果が生じているにもかかわらず、またそこから満足が得られていないにもかかわらず、性行動を継続している。
・重大な苦悩、および個人、家族、社会、教育、職業、および他の重要な領域での機能に重大な問題が生じている。
・この状態が、少なくとも 6 カ月以上の期間にわたって継続している。
・パラフィリア障害を除外すること。

出典：World Health Organization（2019）

表 2－3　アルコール依存症の診断基準の概要

・渇望、つまりアルコール使用への強い欲求、または衝動があり、アルコールを意図していたよりもしばしば大量に、または長期間にわたって使用している。
・アルコールを得るために必要な活動、その使用、またはその作用から回復するのに多くの時間が費やされる。
・アルコールの使用を減量または制限することに対する持続的な欲求、または努力の不成功がある。
・アルコールの作用により、持続的、または反復的に社会的、対人的問題が起こり、悪化しているにもかかわらず、その使用を続ける。
・アルコールの反復的な使用の結果、職場、学校、または家庭における重要な役割の責任を果たすことができなくなる。

出典：World Health Organization（2019）

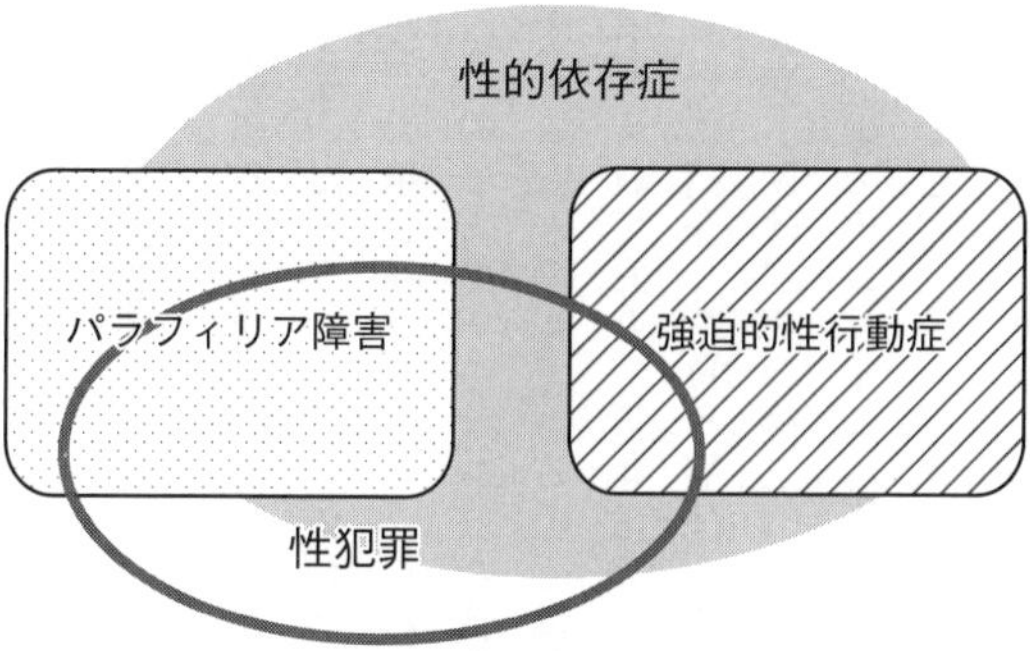

図2－1　性的依存症の概念

具体的には不特定多数の相手との過剰なセックス、過剰なマスターベーション、過剰なポルノや性風俗店の利用などがそれにあたる。

この障害は、反復的な性行動が生活の中心となり、生活や仕事などで重大な問題が生じるようになってしまったものである。そして、本人が重大な苦悩を抱くまでになっているが、それでもやめることができない病気である。

パラフィリア障害と強迫的性行動症は、その性的行動の対象や手段に逸脱があるか否かという違いはあるが、両者とも性的衝動や行動のコントロールができずに反復してしまうということが共通した症状の中心である。つまり、どちらも性行動が「やめたくてもやめられない」という点では同じなのだ。このため、これらの障害はその大部分が、性行動の「依存症」としてとらえることができるのである（図2－1）。

実際、強迫的性行動症とアルコール依存症との診断基準を並べてみると、これらにはほとんど大差がないことがわかる（表2-3）。

†依存症概念の変遷

痴漢や盗撮などの性犯罪が依存症（アディクション）であると聞いて、驚いた人は少なくないだろう。一般に依存症と聞いて思い出すのは、やはりアルコールや薬物、ニコチンなどの依存症であろう。これらは物質依存症と呼ばれている。

その一方で、ギャンブル依存、インターネット依存、買い物依存などという言葉を耳にすることも増えているのではないだろうか。これらはいわば「行動」の依存症であるととらえられており、近年はこうした行動的依存症が激増している。

先に紹介したDSMは、これまで何回かの改訂を経ている。一九九四年に発表されたDSM—Ⅳは、その後二〇〇〇年に小規模な改訂がなされたが、そこでは物質依存症だけが一つのカテゴリー（障害群）となっていた。

しかし、二〇一三年に発表された最新のDSM—5では、物質依存症に加えてギャンブル依存症が、同一のカテゴリーに分類された。これによって、はじめて行動的依存症が「依存症」として認知され、新たに「嗜癖《しへき》性障害群」（アディクション）として一つの疾患単位になったのである。今後、インターネット依存症などほかの行動的依存症も加えられることになると考えられている。

事実、二〇一九年に改訂されたWHOによるICD—11では、「嗜癖性障害群」のカテゴリーにギャンブル障害に加えて、ゲーム障害（オンラインゲームなどに対する依存）が追加された（図2-2）。

しかし、現在のところ、性的問題行動はこれら国際的な基準では「依存症」のカテゴリーには含まれていない。ギャンブルやゲームへの依存が行動的な依存症として相次いで「依存症」のカテゴリーに加えられたように、性的依存症についても加えるべきだとの議論はたくさんなされている。ただ、現時点ではまだ研究が十分でないとの理由から、それが正式には見送られているという現状である。

このように、依存症の概念は目まぐるしく変化している真最中であり、行動的依存症という概念自体は広く受け入れられるようになったものの、そこに何を含めるかについて、現在のところ正式に認められているのは、ギャンブル依存とゲーム依存のみだ。性的依存症はまだ枠の外にある。

ただ、研究者のほとんどは、性的依存症という概念を受け入れており、その方向で研究を進めている。

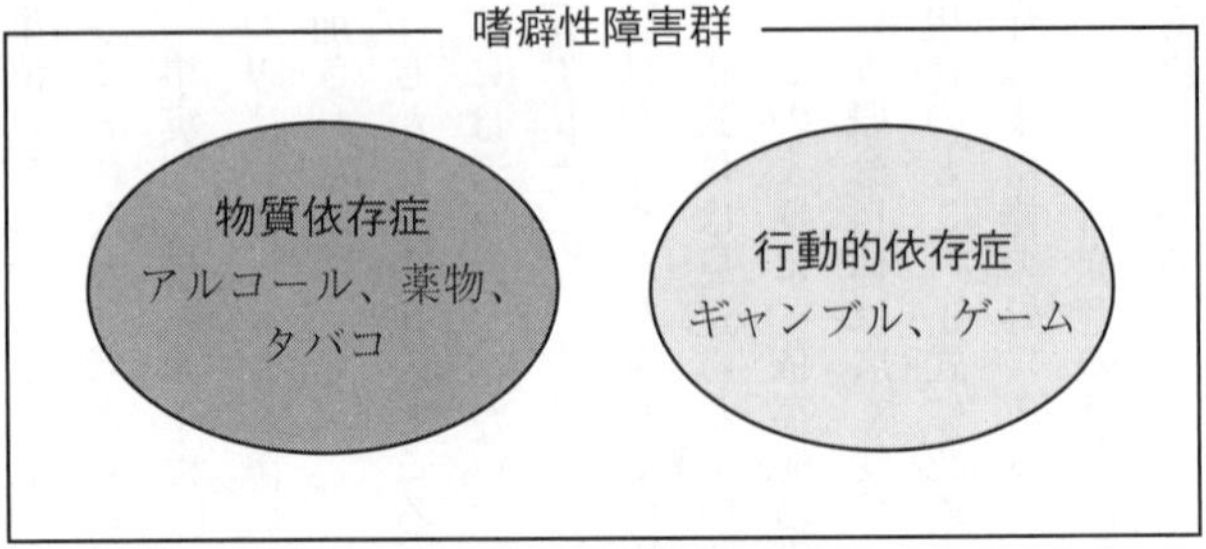

図２－２ 嗜癖性障害群

表２－４ 性的依存症の診断基準

- **渇望・とらわれ**：特定の性的行動をしたいという強迫的な欲求を抱いている。また、常に性的とらわれ、ファンタジーを抱いている。
- **コントロール障害**：その行動をしてはいけない、やめたいとわかっていても、抵抗できない。その行動がネガティブな結果（逮捕、解雇、離婚など）を招いたとしても、その行動を繰り返してしまう。
- **頻度の増大**：物質依存でいうと耐性にあたる症状であり、その行動の頻度が増大する。多くの時間を性的行動とその準備に費やす。
- **臨床的問題**：性的行動は、重大な心理・社会的問題を引き起こしている。

出典：Harada（2016）

一般にも、たとえばタイガー・ウッズの離婚騒動の折に、「セックス依存」などという言葉がメディアを賑わし、本人が治療を受けたという報道がされたことを覚えておられる方も多いだろう。そして、セックスそのものでなくても、さまざまな性的行動に依存する人がいるわけである。

世界中の依存症の専門家に広く読まれている『Addiction Medicine』（アディクション医学）という書籍が、オクスフォード大学から出版されている。これは二〇一六年に改訂されたが、その際ギャンブル依存症やインターネット依存症とならんで「性的依存症」という項目が新たに追加された。その項目は私が執筆したものであるが、その際に「性的依存症」の診断基準としてまとめたものが表2-4である。今後のDSMやICDの改訂の際には、これが正式な診断基準となることを望みたい。

†用語のまとめと整理

ここまでのところをまとめると、これら関連疾患のうち、最もカバーする範囲が広いのが「性的依存症」であり、そのなかに「パラフィリア障害」と「強迫的性行動症」の双方を含むと考えるのが、現時点では一番妥当な整理であると思われる。そして、特にパラフィリア障害に関しては、そのほとんどが「性犯罪」に該当することにも留意したい（図2

-1、七一ページ)。

本書においては、「性犯罪」「性的依存症」などの用語を、その文脈に応じて適宜使い分けることとする。特に、犯罪性を強調するときは前者を、病気としての側面を強調するときは後者を用いる。

†病気とは言えないケース

これらの疾患について、最後に一つ強調しておきたいことがある。それは、眉を顰《ひそ》めるような性的行動であれば、何でも病気になるわけではないということである。これは、これまで「痴漢は病気」と主張してきた私の意見と一見矛盾するように思われるかもしれない。

しかし、痴漢が病気かと考えるときに重要なことは、痴漢ならすべて病気であるわけではないという点である。先に「何でもかんでも病気にするな」という批判は的外れだと述べたが、われわれは厳格な診断基準を設けて、病気か否かをチェックしている。

病気であると見なされるのは、次の二つを満たしたときのみである。一つは、パラフィリア障害の場合、その性的対象や手段に逸脱や異常があるだけでなく、それが反復的になされる場合である。もう一つは、強迫的性行動症の場合、性的衝動や行動の統制が欠如しているだけでなく、それによって本人が著しい苦痛を抱いているという場合である。痴漢や盗撮などの性犯罪を行ったとしても、それが反復されずに単発的に収束したような場合は、病気とは見なされない。もちろん、責任回避のために「病気」という診断を悪用しようということを許してはならない。

また、単に性的欲動が強いことや、性行動が頻繁で、それが周囲からは過剰であると思われたり、望ましくないと思われたとしても、それだけでは病気であるとは診断できない。たとえば、頻繁なポルノやアダルトサイトの閲覧、性風俗店の利用、複数の相手との性行動などが見られても、本人が行動をある程度コントロールできており、日常生活にも問題を来していないのであれば、病気ではない。

このように、単にモラルの観点から「病気」と診断することは、過剰診断につながることに加え、診断に価値判断を持ち込むことになるので注意が必要である。

✝正常と異常の線引き

価値判断という点については、「逸脱」や「異常」という線引きをする際にも注意が必要である。現在は性的行動や性的指向などの多様性に価値を置く時代である。

かつては、同性愛がＤＳＭにリストアップされていた時代があった。そのため、欧米などでは「矯正治療」（コンバージョンセラピー）を施し、異性愛になるように無理矢理「矯正」しようとした悲劇が繰り返された。セラピーのなかでは同性愛を嫌悪するように仕向けられ、結果、本人が自尊心を喪失したり、果ては自殺に追い込まれたりすることもあった。

こうしたことの反省に立ち、偏狭な考えや価値観を診断に持ち込んで、「病気」のレッテルを貼ることは厳に慎まなければならない。したがって、「逸脱」「異常」という言葉を用いるときは、慎重になる必要がある。

その一方で、いくら時代が変わっても容認できない性的行動もあり、それらを「逸脱」「異常」であると呼んでいる。代表的なものは二つあり、①子どもに対する性行動、そして②相手の同意を得ない性行動である。

反復的な痴漢や盗撮などは、ケースによってはどちらの場合にもあてはまる。したがって、いずれも性犯罪であるとともに、性行動の逸脱であると見なされ、社会的に容認できない性行動である。

†有病率と経過

性的依存症の有病率の研究は少ないうえ、数々の問題がある。まず、これまで述べてきたように明確な疾病概念が確立されておらず、診断基準も統一されていないので、研究によって定義がまちまちである。

さらに、社会的なスティグマゆえに、研究参加者が問題を過小申告したり、社会的に望ましい応答をしたりして、正確に問題をとらえきれていないおそれがある。このような問題があるため、研究によって見出された有病率には大きな開きがある。

そのなかで海外のいくつかの調査を見てみると、おおよその有病率は人口の三―一〇％程度だと見積もられており、ほとんどが男性である。わが国では、有病率の調査はほぼ皆無である。痴漢や盗撮などの性犯罪に限っては、先述のとおり犯罪統計を見ると一つの目安にはなるものの、正確な推計にはほど遠い。

一般に、性的依存症の多くは一八歳以前に発症し、症状のピークは三十―四十代だとされている。第一章で紹介したように、わが国の調査でも、最も多いのは三十代、次いで四十代であった。これは、男性ホルモン（アンドロゲン）の作用と大きな関連がある。

思春期に精巣からの男性ホルモンの分泌が増加し、第二次性徴を迎える。これと呼応して、性的にアクティブになっていくが、そのなかでさまざまな性的体験を重ねた二十代以降に性的依存症の発症が多くなる。

とはいえ、その問題が法執行機関に認知されたり、本人や家族が医療機関を受診したりするのは、問題が深刻化した後であるため、データでは三十―四十代の患者が最も多いという結果になっている。

その一方、四十代以降、男性ホルモンの分泌は二分の一から四分の一までに低下していく。それにしたがって、性的依存症も五十代以降になると徐々に症状が鎮静化し、患者数も少なくなっていく。

3 依存症のメカニズム

†依存症の神経生理学的メカニズム

実は物質依存症であれ、行動的依存症であれ、神経生理学的メカニズムはほぼ同一である。その中心となるのは、脳のなかの快感を感じる場所、「快楽中枢」とも呼ばれる部位である（図2-3）。

正確には「大脳辺縁系」と呼ばれる部位がそれにあたるが、覚醒剤を摂取したとき、ギャンブルで大勝ちしたとき、そして性的興奮を感じたときなどは、この部位に大量のドー

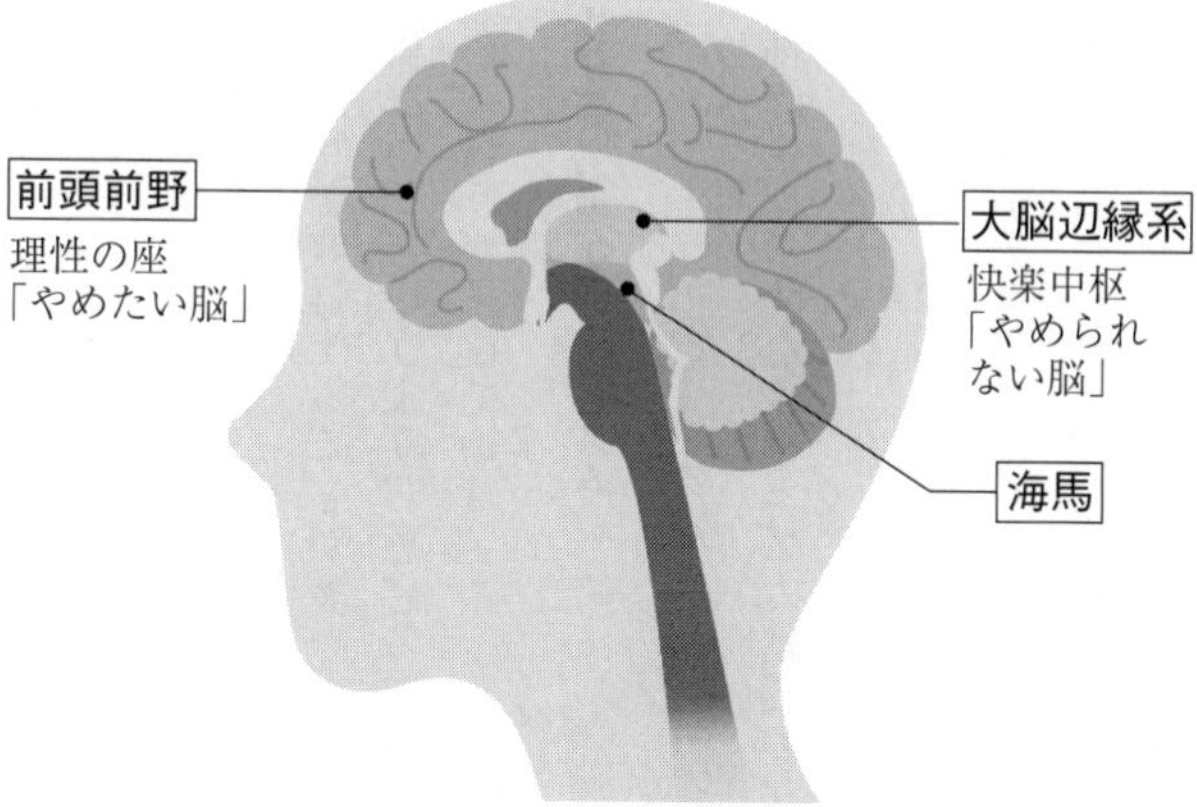

図2－3 大脳辺縁系

パミンという物質が分泌される。これは、いわば脳内麻薬のような物質であり、脳はこの快感を覚えていて、それが一種の「記憶」となり、その快感の源（覚醒剤、ギャンブル、性行為など）を反復するように命令を出してしまうのである。

一方、人間には理性がある。理性の座は、大脳新皮質の前頭前野と呼ばれる部位である（図2-3）。大脳辺縁系がより動物的、本能的な部分であるとすれば、こちらはそれに比べて進化的に新しい部分であり、人間で独自に発達を遂げた部分である。

本能と理性が戦って、どちらが勝つだろうか。時と場合にもよるかもしれないが、やはり本能の力が圧倒的に強い。依存症とは「やめたいのに、やめられない」状態であると説明したが、「やめたい」と思うのは理性、意志の部分である。一方、「やめられない」のは依存症に陥った本能的な脳が、理性や意志を乗っ取って、行動が制御不能になってしまっているからだ。

薬物やアルコールがやめられない人、性犯罪を繰り返す人などを指して、「意志が弱いからだ」と非難することが多いが、依存症を克服できるか否かには、意志の力はほとんど関係ない。というより、意志の力はたいていの場合、無力すぎて、依存症にはかなわないというほうが正確である。

†依存症の心理学的メカニズム

次に、依存症を心理学的に見るとどうなるか、簡単に説明したい。

神経生理学的なメカニズムは脳のなかで起こっていることで、われわれはそれを実感することはできない。

それに対し、心理学的な説明は、脳のなかで起こることを、われわれがどのように感じ、体験するかを説明するもので、こちらの説明のほうが実感として理解しやすいだろう。

実際、われわれ人間は、程度の差こそあれ、誰でも多少は依存症的である。喫煙や飲酒、インターネットやSNS、過食、仕事など、いろいろなものに依存している人がたくさんいる。

なぜならば、このようなものは、われわれに「快感」をもたらすからだ。先に、大脳辺縁系でドーパミンが分泌されることを説明したが、このときわれわれは、大きな快感を抱いている。それがドーパミンの作用だからである。

人間の行動には単純な原理があって、心理学ではそれを「強化の原理」と呼ぶ。それは、われわれの行動の後、快感などの良い結果が伴えば、その行動が「強化」され、頻度が増加するというものである。

飲酒をして、良い気持ちになったり、コミュニケーションが円滑にいったりすると、それは「良い結果」である。すると、飲酒行動が強化され、その頻度が増加する。

痴漢をして、性的興奮を抱いたり、嫌なことが忘れられたりすると、それは本人にとっては「良い結果」である。したがって、痴漢行為が強化され、その頻度が増加する。

このようにして、依存症が進行していく。

†条件づけ

ここまでは、神経生理学的説明を心理学的に焼き直したにすぎない説明であるが、心理学的説明は、さらに依存症の精緻なメカニズムを教えてくれる。

われわれが何かの行動によって快感を抱いているとき、同時にたくさんのものが周囲には存在し、たくさんのことが生じている。われわれは真空のなかで生きているわけではないからだ。

たとえば、満員電車のなかで痴漢したとき、満員電車という状況がそこには存在しているし、被害者の服装や外見が目に焼きついているだろう。また、仕事帰りであれば、仕事からの解放感や仕事上のストレスを抱いていたかもしれない。飲酒していたという場合もあるだろう。

このようなさまざまな状況が、痴漢行為の興奮や快感と結びついて、「記憶」のなかに蓄積されていく。ただ、この場合「記憶」といっても、それは半ば無意識的なものだ。この記憶が貯蔵される場所もまた、大脳辺縁系であり、そのなかの「海馬」と呼ばれる部位がそれにあたる（図2-3、八一ページ）。

心理学では、このように特定の生理的反応（この場合は、興奮や快感）と、それとは本来直接関連のないものが結びつくことを、「条件づけ」と呼ぶ。

条件づけとして有名なのは、パブロフの犬の実験である。ロシアの生理学者イワン・パブロフ（Ivan Pavlov）は、犬に餌を与えるときに、毎回メトロノームの音を聞かせた。犬は餌をもらうと、自然に唾液を分泌する。これは生得的な生理的反応である。

パブロフは、餌とメトロノームをペアにして提示することを繰り返した後、次に餌を与えずにメトロノームの音だけを犬に聞かせてみた。するとどうなったか。犬は、餌がないのに、唾液を分泌したのである。

つまり、犬は餌とメトロノームがペアになっていることを「学習」し、メトロノームだけで唾液を分泌するようになった。唾液分泌という生理的反応と、それとは元来無関係であったメトロノーム音が結びついたわけである。この学習が条件づけである。（図2-4）。

痴漢に話を戻すと、痴漢行為によって性的快感を覚えるのは、生理的反応である。しかし、先述のように、このとき周囲には同時に多くのものが存在している。それは、満員電車であったり、女性の服装であったり、仕事からの解放感であったりする。

痴漢行為を繰り返しているうちに、周囲のさまざまな状況と条件づけが進んでいく。たとえば、満員電車と痴漢行動が条件づけられたとすると、まだ痴漢行為をしていなくても、満員電車に乗ったり、満員電車を見たりしただけで、あたかも痴漢行為をしたかのように、心や体が興奮してしまい、実際に痴漢をせずにはおれないような状態へと駆り立てられてしまうのである（図2-5）。

痴漢行為をやめようとしてもやめられないのは、痴漢を繰り返すうちに、満員電車だけでなく、多くのものとの条件づけが進み、本人を痴漢行為へと駆り立てるようになってし

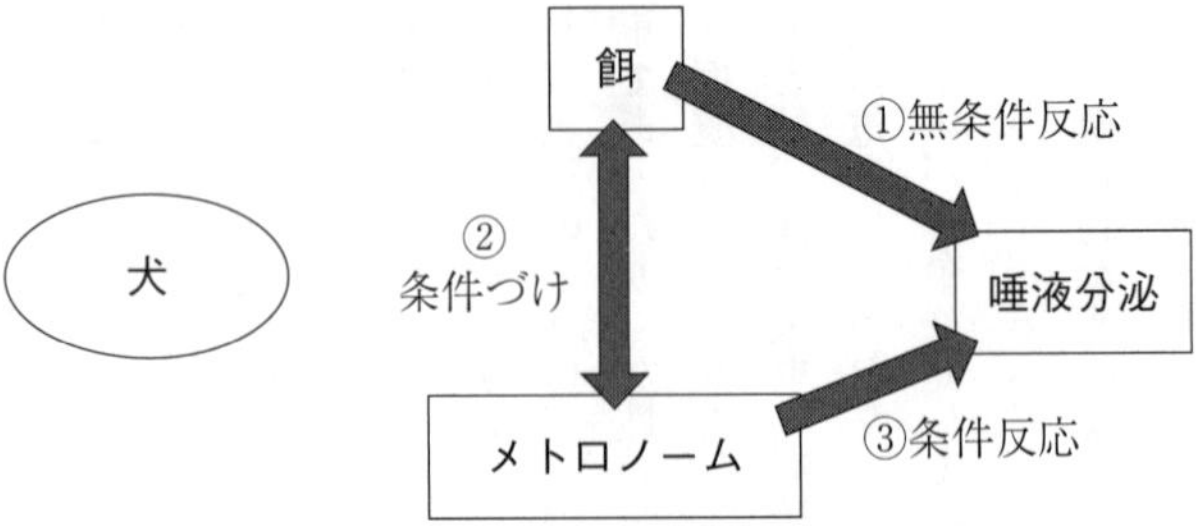

①無条件反応：餌によって唾液を分泌
②条件づけ：餌とメトロノーム音をペアにして反復呈示
③条件反応：メトロノーム音だけで唾液を分泌

図 2－4　犬の唾液分泌反応の条件づけ

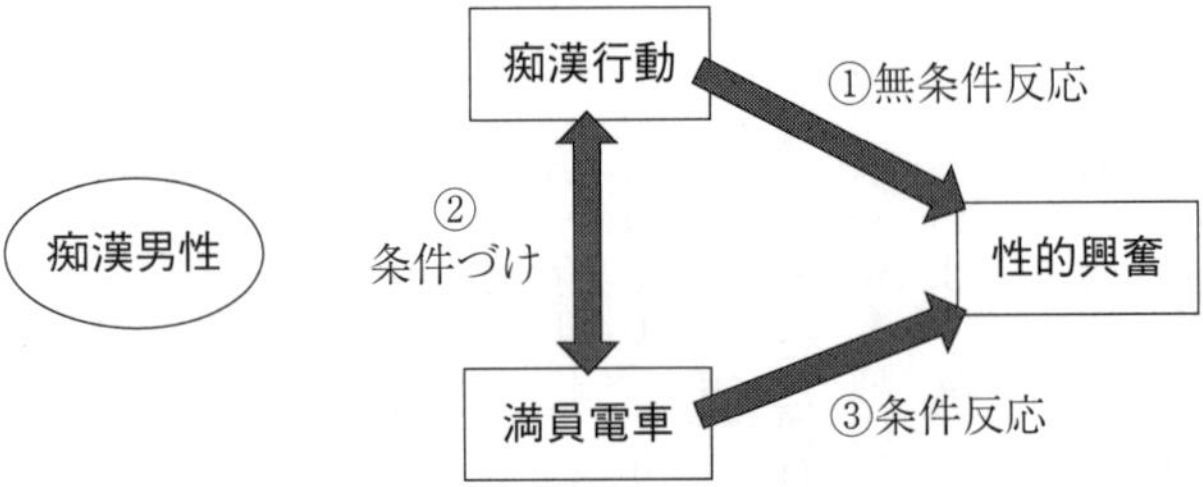

①無条件反応：痴漢行動によって性的興奮が起きる
②条件づけ：満員電車で何度も痴漢を行う
③条件反応：満員電車に乗るだけで性的興奮が起きる

図 2－5　痴漢男性の性的興奮反応の条件づけ

まっているからである。痴漢行為を反省し、やめようと心に誓っていたとしても、毎日、満員電車に乗り、多くの女性を目にし、夕方には仕事が終わり、飲酒もするだろう。そのたびに、何度も痴漢への「引き金」が引かれ、脳に「スイッチ」が入ってしまうわけである。

†依存症とコーピング

もう一つ、依存症の心理学的説明で重要なのは、「コーピング」という概念である。コーピングとは、「対処」という意味である。

われわれは、生きていくなかで、いろいろな苦痛や不安を体験する。不安、恐怖、孤独、うつ、ストレスなどは、人生につきものである。

そうしたネガティブな気持ちに押し潰されてしまう人もいるが、多くの人はこうした気持ちを抱いたときに、意識的に、あるいは無意識的に、何らかの対処をしている。それがコーピングである。

たとえば、落ち込んだときには、友達に相談する、日記を書く、趣味の活動をする、ゆっくりと風呂に入る、早目に寝る、などさまざまなコーピングが考えられる。

しかし、依存症に陥りやすい人は、もともと持っているコーピングのレパートリーが少ないと言われている。たとえば、落ち込んだときに酒を飲むという行為しかコーピングのレパートリーがない人は、アルコール依存症になりやすい。

さらに言えば、同じ状況にあっても、落ち込みやすい人、ストレスに弱い人などがいる。こうした感情的な脆弱性《ぜいじゃくせい》も依存症の原因の一つとして考えられており、このことには遺伝的な原因を指摘する研究もある。

痴漢行為を繰り返す人も、目的が性的快感のためだけという人は、実は少ない。痴漢行為によって、仕事の憂さを晴らすことができた、落ち込んだ気持ちが晴れたなどということがあれば、やはりそれがコーピングとなると同時に強化ともなり、次第に痴漢行為が繰り返されるようになる。

このことには、本人も気づいていない。たいていの場合、本人も、自分はもっぱら性的目的のために痴漢をしているのだと意識している。しかし、いつしか無意識のうちに、痴漢の目的がネガティブな感情へのコーピングとなっていくのだ。

落ち込んだり、ストレスを感じたりしたとき、われわれの心はとても弱っている。そのとき、コーピングをするといっても、骨が折れることや慣れないことをするのは難しいものだ。なので、誰でも慣れ親しんだ、しかも憂さ晴らしの効果がはっきりわかっている方法に頼ってしまう。それが人によっては、酒であったり、ギャンブルであったり、そして痴漢行為であったりするわけである。

治療が進むにつれて、彼らは「性的目的だけでなく、ストレスが原因で痴漢を行っていた」と理解するようになる。しかし、これもまだ正確な理解ではない。なぜなら、ストレスは誰でも感じるが、誰もが痴漢をするわけではないからである。正確な理解は、ストレスが原因ではなく、ストレスへのコーピングが欠如していたということである。そして、もっぱら性的行動をコーピングとして使っていたことである。

†被害者がいる「依存症」

ここまで、痴漢などの性的依存症について、神経生理学的立場、心理学的立場から、そのプロセスを説明してきた。

しかし、性的依存症がほかの依存症とは大きく異なる点がある。それは多くの場合、言うまでもなく、明白な被害者がいるということである。

被害者にしてみれば、これまでの説明を聞いて、「人の身体を触っておいて、コーピングも何もないだろう」という気持ちになるのは当然のことで、理不尽だと思ったり、怒りがこみ上げてきたりするだろう。

ここまで説明してきたことは、本人にとってはこのようなプロセスが心理的、生理的に生じているという加害者側の「現象」の説明であった。

しかし、このプロセスにおいて最も問題であるのは、何の関係もない女性を平気で巻き込んでいるということであり、そこには彼らの女性や性に対する「認知のゆがみ」や価値観が大きく関連している。

つまり、女性の人格を無視して、自己本位な目的のために利用するという「非人格化」をしているのであり、それは前章でも述べた女性の性的自由や自己決定権を一顧だにしない心理の表れである。この意味において、これらの行動は反社会的であり、犯罪的なのである。

性的問題行動の治療にあたっては、ここで述べたような「現象」や問題性をよく理解したうえで、それらを修正すべく治療のターゲットにすることが重要となる。

†専門家による批判

「痴漢は病気」という視点に対しては、医療や法律の専門家のなかにも反対や偏見が多い。

実は、医療の専門家のほとんどは、痴漢をはじめとする性的問題が医療の問題であるとは、いまだに考えていない。そのせいでほとんどの日本の医療従事者には、性的依存症の診断や治療に関する知識がない。われわれが痴漢を治療すべきだと主張するうえで最大の障害は、今のところ社会のなかに治療資源がほとんど皆無であるということである。この日本には現在、痴漢を治療できる病院が片手ですら指が余るほどしかないのでは、どうにもならない。

したがって、残念ながら現状では、痴漢や性犯罪に悩む人が治療を求めてどこかの病院の門を叩いても、門前払いをされるのが関の山だろう。実際、さまざまな学会でわれわれの取り組みを紹介すると、決まって「そんな犯罪者を病院で受け入れることなどできない」という反発がある。

依存症全般について、このような「アレルギー」は大きいが、特に性的依存症の場合、それがきわだっている。依存症の専門家ですら、性的依存症の治療となると尻込みをしたり、「キワモノ」扱いしたりする。

病気や犯罪に序列があるわけではないが、たとえば依存症者のなかでも、性的依存症者は「一番下」に見られると多くの患者さんが語っている。また、刑務所のなかでも、性犯罪者は「ヒエラルキー」が一番低く、いじめの対象となりやすい。

痴漢をした本人が変わらなければいけないのはもちろんだが、それは専門家も同じである。まずは専門家側が感情的な反発や「アレルギー」をひとまず抑えて、冷静に治療のエビデンスを理解することによって、変わっていく必要がある。

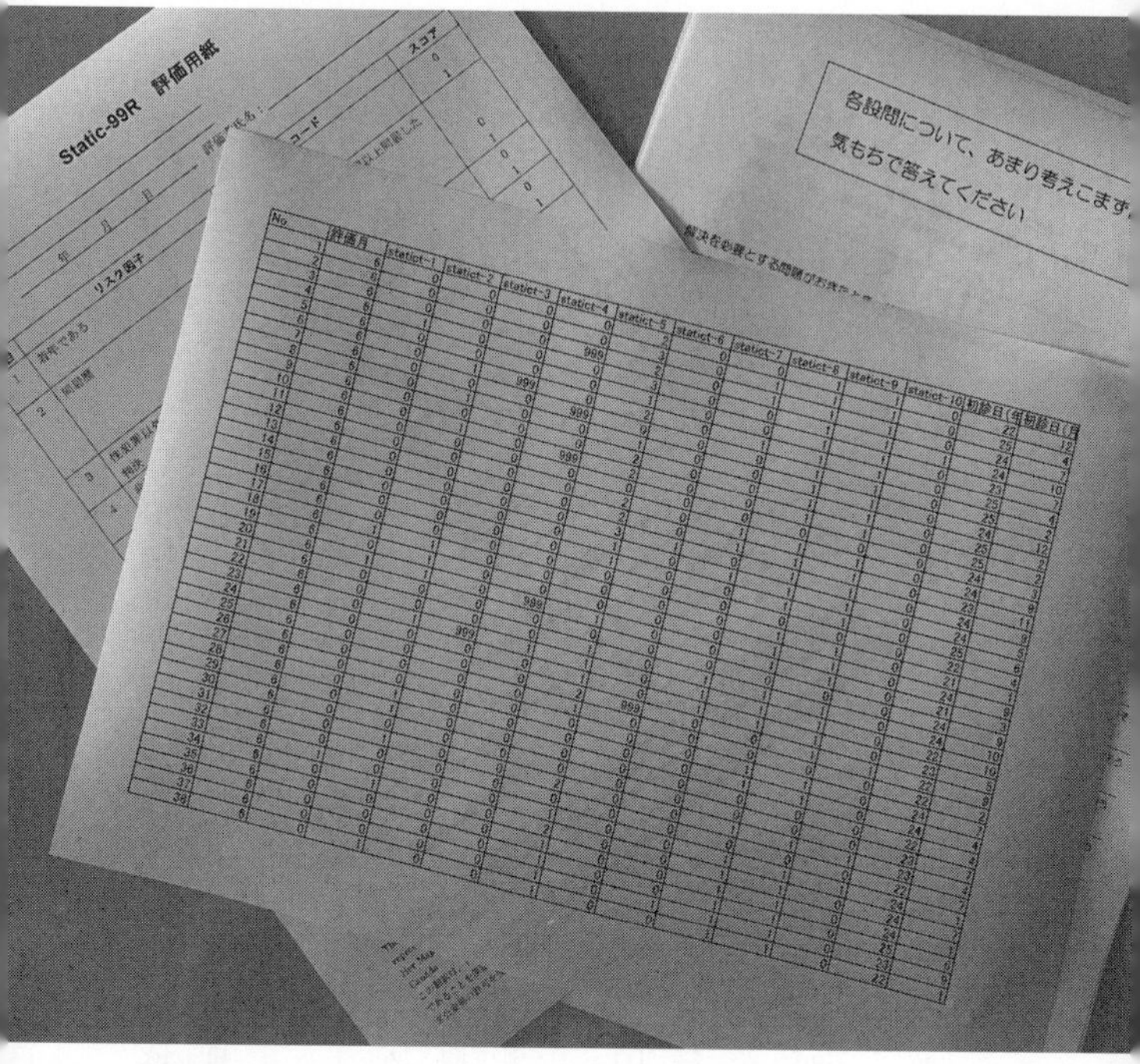

第三章
性的依存症の原因と診断

性犯罪の再犯リスクを診断するツール「Static-99」。10項目をチェックするだけで、80%近い精度の予測ができる。

第二章では、痴漢を含む性犯罪や性的問題行動が、「性的依存症」という病気であると考えられること、そしてその発症に関する神経生理学的、心理学的なメカニズムを示した。

この章ではさらに踏み込んで、これらの性的問題行動に陥る原因や関連する要因がどのようなものであるかについて、最新の研究知見をもとに説明したい。

痴漢を治療するためには、これらの研究結果をもとに、個々の患者さんがどのような関連要因を有しているのか――すなわち、なぜその性的問題行動を起こしたのかを正確に見定める必要がある。つまり痴漢の「診断」である。正確な診断ができてはじめて、その患者さんにとって有効な治療の方針を立てることが可能になる。

ところが、現在の臨床現場においては、性的問題行動の原因や関連要因が正確に理解されていないばかりか、古い学説に基づいた無意味な診断が横行しているのが現状である。これらの問題点を知るためにも、これらが立脚している古い学説を知ることも必要だろう。そのうえで、新しい理論とエビデンスに基づいた正確な診断がどう行われるべきかについて考えていきたい。

まずは、性的問題行動に関する研究がどのように進展してきたのか、そのはじまりから見ていこう。

1 性的問題行動はなぜ起きると考えられてきたか

†性的問題行動の原因の探究

これまでの心理学において、性的問題行動に関する研究は残念ながら多くない。それにはさまざまな理由が考えられる。まず、性の問題はともすればタブーとして考えられ、研究のテーマになること自体が憚《はばか》られたということが挙げられる。

またそれとも関係するが、性の問題は、きわめてプライベートで秘匿《ひとく》すべきものと考えられているため、研究テーマとして取り上げられたとしても、研究対象者が自身の問題について、必ずしも正確に情報を提供するとは限らない。特に、性犯罪となる性行動については、その傾向が大きくなるだろう。

このような状況であるため、性的問題行動について研究が十分に進んでおらず、前述のように、それが依存症であるのかどうかという点でも、研究者の間でコンセンサスが得られていないのである。

性の問題は、人間にとってきわめて重要な問題である。それは人間の生き方そのものであるし、われわれの社会や文化にも大きく影響するものである。

近年は、一昔前と比べると性をタブー視する傾向が徐々に小さくなり、性に関する問題がオープンに語られることが多くなった。また、性的価値観の多様化が進み、「隠すべき性」という見方から、生き方の問題として性を語り、多様性を認め合うという方向がたしかなものとなりつつある。

そうは言っても、性犯罪までも「多様性」の名の下に認めることができないのは当然である。しかし、性犯罪をはじめとする性的問題行動についても、いたずらにタブー視して蓋をするのではなく、一つの問題としてきちんと取り上げることが重要である。そして、心理学の研究テーマとしても重要なものであることは間違いない。

†精神分析学による見方

心理学の分野で、性の問題にはじめて真っ向から取り組んだのはフロイト（Sigmund Freud）である。彼は、人間の発達において、性を中心的なテーマとしてとらえたことで有名である。

フロイトは、人間には生まれたときから性的な欲求（リビドー）があると考え、リビドーの向かう対象（性感帯）が発達にしたがって変わっていくと述べた。

〇歳から一歳頃までは、唇に性感帯があり、母乳を吸うことで快が得られる。この時期は口唇期と呼ばれる。

二歳から三歳頃までは、肛門期と呼ばれ、トイレットトレーニング（排泄の訓練）の時期である。この時期は、肛門が性感帯であり、排泄に伴う快によって、排泄の訓練が成立すると考えられた。

四歳から六歳頃は、男根期（エディプス期）と呼ばれる。この時期は、リビドーは男根に集中し、男の子は母親に性的な欲動を抱くとされている。エディプスというのは、ギリシャ神話のオイディプス王の英語名であるが、オイディプス王はそうとは知らずに実の母を妃としてしまった悲劇の王で、近親相姦の代名詞ともなっている。

男児が母親に性的欲求を抱くと、父親がライバルとなり、ライバルから罰せられる危険があるため（去勢不安）、子どもはその欲求を無意識に抑圧するようになる。

したがって、六歳以降は性的欲求が表に出ない潜伏期となる。その後、それが表面に出てくるのは、思春期以降の性器期である。この時期は、性器が主な性感帯となり、異性との間に性的な関係を発達させていく。

フロイトはまた、それぞれの時期に何か問題が生じると、人間はその時期に固着して、さまざまな心理的問題が生じる原因となると考えた。たとえば、乳児期に母親から十分な愛情が得られず、甘えたい欲求が満たされないことがあると、大人になってもこの時期に固着し、依存性の強い性格（口唇性格）になってしまうという。

特に問題が生じやすいのが、エディプス期である。先述のとおり、この時期は自らの近親相姦的欲求を抑え込んで、その後の正常な性愛の発達のための土台を築く時期である。しかし、それに失敗してしまうと、さまざまな性的逸脱の原因となるという。

このように、フロイトとフロイトを祖とする精神分析学では、性の逸脱や問題は、幼少期の親との関係や、それに起因する無意識的なトラウマに原因があると考えられている。したがって、治療においても、性的問題行動の背景にある抑圧された幼少期の葛藤やネガティブなトラウマ体験を意識化し、その解決を図ることこそが重要であると考えた。

しかし、その後の膨大な研究の積み重ねにより、性的問題行動の原因が明らかにされていくにつれ、精神分析学的な説明は、理論的にも実証的にも支持されなくなってきている。フロイトの性愛を中心とした発達理論自体が、現在はほぼ否定されているし、幼少期のトラウマや母子関係などは、性的問題行動とはほとんど関係がないというのが現在の理解である。もちろん、なかにはこうしたトラウマを抱えている者もいるが、それが主たる原因で、現在の性的問題に発展したとは考えられていない。

2　性的問題行動の原因

†性犯罪のリスクファクター

現在、科学的な心理学において、性犯罪の原因や関連要因をめぐっては、さまざまなリスクファクター（危険因子）が見出されている。

リスクファクターというのは、病気の原因となる因子、あるいは病気と関連のある要因のことである。研究において、因果関係の立証は非常に困難であるので、「原因」というよりは、「関連がある」という控え目な言い方をすることが多い。

たとえば、生活習慣病に関連するリスクファクターとしては、喫煙、飲酒、運動不足、高カロリー食、遺伝などがよく知られている。これらは長年の疫学的研究の蓄積によって、その病気の発症と関連があることが科学的に明らかにされた要因である。性的問題行動にも、研究によってさまざまなリスクファクターが見出されている。

ここでは、性的問題行動すべてではなく、特に研究の多い性犯罪に限定して、そのリスクファクターを説明したい。性犯罪を行った男性と一般男性を調査・比較して、統計的に有意な差が導き出された要因が、性犯罪のリスクファクターである。

もう少しわかりやすく表現すると、リスクファクターとは性犯罪を行った人と行わなかった人を分けるものと言ってもよい。言うまでもなく、満員電車に乗っている男性がすべて痴漢行為をするわけではない。痴漢をした人としなかった人を分けるものが、リスクファクターである。

精神分析学では、先述のように幼少期のトラウマや葛藤を重視したのであるが、これらは研究に基づくというよりは、思弁的な理論ありきの考え方であり、せいぜい数例の症例をもとにしたものでしかない。

それが長い間、信じ込まれていたわけであるが、エビデンスを重視する時代となって、研究データをもとにリスクファクターを検討したとき、その知見ががらりと塗り替えられることとなったのである。たとえて言えば、せいぜい家の周りを歩いただけで「地球は平らだ」主張していたのがフロイトの時代である。そして、天体観測による科学的データの集積によって「地球が丸い」ことを発見したのが現代の心理学である。

ボンタとアンドリュースは、性犯罪のリスクファクターは、基本的には一般犯罪と変わらないと述べている。そして、彼らがビッグデータをもとに導き出した一般犯罪のリスクファクターは、以下の八種類であり、彼らはこれを「セントラルエイト」と呼んだ（表3-1）。

①反社会的行動歴
②反社会的交友
③反社会的態度・信念
④反社会的パーソナリティ
⑤教育・仕事上の問題
⑥家族葛藤
⑦物質使用
⑧不適切な余暇活用

これらの要因が、数多くあてはまればあてはまるほど、その人が罪を犯すリスクは大きくなる。たとえば、強制性交や強制わいせつなど、重大な性犯罪に及ぶ者は、性犯罪に限らず他の多くの犯罪歴を有していることが多く（①）、反社会的集団に属していたり、多くの犯罪的な仲間がいたりする（②）。

表 3－1　セントラルエイト

リスクファクター	概　要
①　反社会的行動歴	発達早期から反社会的行動を行っている。
②　反社会的交友	反社会的傾向を有する者との交友がある
③　反社会的態度・信念	規範の無視や暴力の肯定など反社会的な価値観、態度、認識を有している。
④　反社会的パーソナリティ	共感性欠如、冷酷性、残忍性、自己中心性、自己統制力欠如などの傾向を有している。
⑤　教育・仕事上の問題	教育・職業上の成績が不良である。怠休、無職の状態にある、学校や職場での対人関係に問題がある。
⑥　家族葛藤	家庭内に葛藤がある。家族関係が不良である。しつけ不足。
⑦　物質使用	アルコール、違法薬物を使用している。
⑧　不適切な余暇活用	建設的な余暇活動を行っていない。

出典：Bonta & Andrews（2017）、原田（2015）

また、女性や暴力に対する考え方が著しくゆがんでおり（③）、パーソナリティの逸脱（たとえば、サイコパス）も大きい（④）。多くは学校をドロップアウトしていたり、無職であったりする（⑤）。家族間の不和や葛藤など家族内の問題も大きく（⑥）、アルコールや違法薬物を乱用しているケースも少なくない（⑦）。

さらに、無職であれば毎日が余暇みたいなものであるが、特段打ち込める趣味や建設的な活動があるわけでなく、暇を持て余しては反社会的な行動を繰り返す（⑧）。

†痴漢、盗撮犯にあてはまる特徴

私が刑務所で出会った性犯罪者は、このように多くのリスクファクターを有している者が少なくなかった。一方、先に痴漢外来の患者さんのプロフィールを紹介したときに述べたように、痴漢、盗撮などの性犯罪を繰り返している人々は、性的問題行動以外では、それほど大きな問題が見られないのが特徴である。

たとえば、過去には痴漢や盗撮以外の犯罪歴はなく（①）、犯罪仲間や反社会的な交友関係はない（②）。パーソナリティに大きな逸脱はなく（④）、学歴は比較的高く、仕事もきちんとこなしている（⑤）。つまり、これらのリスクファクターは、ほとんど該当しない。

ただし、これ以外のリスクファクターには少なからぬ問題がある場合がある。多くの場合、女性や性に関する考え方はたしかにある程度ゆがんでいる。たとえば、「痴漢をされる女性のほうも喜んでいる」という考え方を持っている者がいる（③）。

家族内に葛藤や問題を抱えている場合もある。これは、フロイトが主張したような幼少期の親子葛藤などとは違って、現在の夫婦関係のトラブルや親子関係の問題などである（⑥）。さらに、違法薬物の使用はまず見られないが、飲酒のうえで痴漢や他の性的問題行動に及ぶ者は少なくない（⑦）。

余暇についても、休日や暇な時間は、カメラを持って盗撮に出かけたり、理由もなく駅のホームをぶらついたり、などという行動パターンの者が多い。かつては、趣味の活動や打ち込める活動があったとしても、次第にそれらの建設的な活動よりも、性的行動のウェイトが増えていく（⑧）。

†性犯罪特有のリスクファクター

一方、カナダの犯罪心理学者ハンソン（Karl Hanson）らは、一般犯罪のリスクファクターに加えて、性犯罪者特有のリスクファクターもあることを提唱している（表3-2）。

それらは、「性的逸脱」「不適切な性的態度」「親密性の欠如」などである。しかし、い

表3－2　犯罪全般および性犯罪のリスクファクターと効果量

犯罪全般のリスクファクター（セントラルエイト）	効果量	性犯罪特有のリスクファクター	効果量
反社会的行動歴	0.25	性的逸脱	0.15
反社会的交友	0.28	反社会的態度	0.11
反社会的態度・信念	0.27	不適切な性的態度	0.08
反社会的パーソナリティ	0.25	親密性の欠如	0.08
教育・仕事上の問題	0.18	小児期の環境不全	0.04
家族葛藤	0.18	一般的な心理的問題	0.02
物質使用	0.18		
不適切な余暇活用	0.21		

出典：Bonta & Andrews（2017）、Hanson & Morton-Bourgon（2004）

ずれも影響の度合いは、先の八つの要因に比べると小さい。表中の「効果量」という数字が、リスクファクターと性犯罪との関連の大きさを表している。〇・二程度だと中程度の関連があることを示し、〇・一を下回るとほとんど関連がないことを示している。

性的逸脱というのは、まさにパラフィリア障害に見られるような、性の対象や方法に逸脱がある場合である。不適切な性的態度とは、相手からの同意のない性行動や、暴力的な性行動を容認するような考え方を有しているということである。親密性の欠如とは、親密な対人関係、特に恋愛関係を築いたり、維持したりすることができないことをいう。

さらに、彼らは、フロイト的なリスクファクターについても、それがあてはまるかどうかを検証している。その結果、「小児期の環境不全」は、性犯罪とほぼ無関係であることがはっきりと確認されている。

さらに、「一般的な心理的問題」、すなわち知的障害や発達障害のような精神病理も性犯罪とはほとんど関係がないことも明らかになった。

しかし残念ながら、このような要因が性犯罪と関連すると述べる「専門家」はいまだに少なくない。彼らは科学エビデンスを無視して、自分の直観や印象のほうを重んじる非科学的な態度に固執しているのである。

†リスクファクターの診断

治療に先立って、まずこれらのリスクファクターを個々の患者がどれだけ有しているかを診断する必要がある。

さきほど、強制性交や強制わいせつなどに関与する凶悪な性犯罪者とそうでない者とでは、リスクファクターが異なることを簡単に説明した。また、同じ性的問題行動を行っていても、人によって有するリスクファクターが異なることもある。したがって、実際の臨床場面では、個々の人々を正確に診断する必要がある。

また、一般的に幼少期のトラウマは性犯罪のリスクファクターではないが、個々の人々のなかでは、不幸な親子関係のようなトラウマ、性的虐待などの被害歴などが、セントラルエイトのリスクファクターと関連して、深く影を落としているケースもある。

一般的に言って、本人が有するリスクファクターの数や種類が多いほど、その人の性犯罪リスクが高くなる。治療にあたっては、これを正確に診断したうえで、そのリスクに応じた治療を実施するようにしなければならない。

また、治療を開始した後でも、折に触れて経過をチェックし、リスクファクターがどれだけ修正され、効果がどれほど現れているか、そして効果が見られないのであれば、それは何が悪いのかなどを確認する必要がある。

身体的疾患の治療においては、当然のことながら、治療の前に何種類もの検査をしたり、治ったかどうかに関しても検査で確認したりする。しかし、心理療法やカウンセリングでは、これが驚くほど杜撰《ずさん》である。だらだらと何年にもわたって無意味なカウンセリングを続けたり、セラピストの主観的判断で治療を終結したりする。

とはいえ実際のところ、身体的な疾患と違って、心理的な問題においては症状の重さや改善を客観的に把握することが困難なことは事実である。性犯罪の治療においても、治療によってリスクファクターが改善され、犯罪リスクがどれだけ低減したか、問題が治ったと判断できるのかどうか、などを確認することは難しい。だからなおさら、正確な診断とその後の検査が求められる。

かつては心理検査の分野でも、フロイトによる精神分析学を理論的基盤とした検査が盛んであった。しかし、「盛んであった」と過去形にできるのは、世界的な潮流としてということで、残念ながらわが国ではフロイト人気が衰えておらず、今でもこうした検査は「盛んである」と現在形にしなければならない憂慮すべき現状がある。

3　旧態依然とした診断の限界

†実のなる木、ロールシャッハテスト

精神分析を基盤とする心理検査として、投影法というものがある。これは、曖昧な刺激を提示して、それに対する反応を解釈することで、その人のパーソナリティや問題点を探ろうとするものである。

たとえば、「実のなる木」の絵を描かせたり、家族画や風景画を描かせたりする描画法という投影法がある。「実のなる木」を描かせるのは、その姿が人間と似ているからで、根がきちんと描かれていない場合は、きちんと根を張っていない人物だと解釈する。ある

いは、枝を四方に広げているのは、いろいろな興味関心が広い人だといった解釈になる。また、用紙の左の方に描いた場合は内向的であるとか、幹に傷や陰があれば繊細であるなどと解釈することもある。

ほかに有名な投影法として、ロールシャッハテストというものがある。インクの染みを見せて何に見えるかを尋ねる検査であり、何をどのように見るかというところに、その人のパーソナリティや深層心理の特徴が表れると解釈する。

曖昧な刺激を利用するのは、曖昧であるがゆえに、そこに本人の内面が「投影」されやすいというフロイト理論に基づいている。

これらの方法の問題点は、そこに検査者の主観が入り込みやすいという点である。そのため、検査結果はいずれの場合も検査者の「解釈」に左右される。検査者はたしかに心理学の専門家かもしれないが、いくら経験を積んだ専門家であっても、人間である以上、主観から自由になることは不可能である。

また、フロイト理論に依拠しているといっても、その理論自体が大いに疑問であるし、細かなところではそもそも理論的基盤すらあやふやで、たとえばなぜ左側に絵を描くと内向的なのか、枝を広げているとなぜ興味関心が広いといえるのか、明確な理論的根拠はない。

そして何より問題であるのは、科学的エビデンスは、これらの方法がパーソナリティや心理的問題を正確に判断できないことを示しているということだ。

たとえば、ロールシャッハテストは、無意識的なパーソナリティの問題がわかるテストであるとされており、性的逸脱についてもまるでレントゲン写真のように判定できると言われている。

しかし、一九七〇年代以降、このテストでは正確にパーソナリティや心理的問題の診断ができないことを示すエビデンスが次々と提示されるようになった。たとえば、ロールシャッハテストを受けると、正常な人でもその八〇%が「何らかの精神障害やパーソナリティの問題がある」と診断されてしまう。これは、「過度な病理化」と呼ばれる最も重大な問題の一つである。

さらに、同テストによるパーソナリティの診断についても、「実のなる木」同様、その解釈のほとんどに明確な科学的根拠がない。アメリカの心理学者ウッド（James Wood）らは、このことから、「手相占い以上の妥当なものではない」と述べ、疑似科学であると断じている。

実際、このテストを受けて、「あなたは表面的には温厚ですが、無意識の深層では攻撃性を秘めていています」などと診断された場合、それに反論したくても、無意識のことをいったいどうたしかめて反論すればよいのだろうか。また、「自分では気づかないこんな一面があるのか」などと妙に納得してしまう人もいるかもしれない。しかし、それは「手相占い」程度の科学的妥当性しかないのであるから、このようなテストに頼ることは非常に危険である。

一方、いくらエビデンスを示してこれらの方法があてにならないことを主張しても、そしてこれらを使うべきではないことを主張しても、聞く耳を持たない心理学の専門家は多い。自分が慣れ親しんできた方法を捨てることに、途方もない抵抗を示し、感情的に反発する。

科学の進歩を妨げる最も大きな要因の一つは、このような頑迷さである。彼らは、客観的なエビデンスよりも、自分の好みや習慣を重んじて憚らない人々である。これは、コペルニクスやガリレオの時代から変わっていない。

少なくともわれわれにできる自衛策は、もし何かの心理検査を受けることになっても、このような検査は受けないことである。それでも勧められた場合は、その理由やエビデンスについて尋ねることである。そして、納得のいく答えが得られなければ、検査を拒否すればよい。

ゆがんだ物差しで心理の検査をしてしまえば、ゆがんだ結果が出てしまう。しかも、検査している専門家は、自分が用いているのがゆがんだ物差しであることを知らないか、知っていても都合の悪いエビデンスを無視しているので、ゆがんでいるのはあなたの心理であるという検査結果が出てしまう。

われわれは、痴漢外来における診断や検査のツールとして、投影法はけっして用いないし、刑務所でもこれらの方法は用いていない。

†専門家の面接

投影法と同じくあてにならないのは、専門家の面接のみに頼る診断である。どれだけ経験のある専門家であっても、面接のような主観的な方法では、単に印象や直観に頼ってリスク判断をすることになり、これもまったくと言っていいほどあてにならない。

たとえば、面接で素直に応答し、反省の弁を述べるような者がいたら、その好印象から「再犯リスクは低い」という判断をしてしまうかもしれない。実際に、そのように判断する専門家はたくさんいる。

しかし、いくら反省をしても、やめたくてもやめられないのが依存症だということを忘れてはいけない。反省をするのは理性の部分であり、大脳皮質前頭前野の領域である。しかし、依存症に陥っているのは、大脳辺縁系なのである。

また、人間の判断は、第一印象や強い印象に引きずられやすい。これを「ハロー効果」という。「ハロー」というのは、「こんにちは」ではなくて、太陽の光輪のことである。そのまぶしさに目がくらんでしまうことにたとえて、このような名前がついている。

ハロー効果は、人間の判断に潜むエラーの代表的なものであり、これはどんな専門家であっても同じである。就職や入試の面接などがおよそあてにならないのも、ハロー効果によるところが大きい。

実際、専門家の面接による判断があてにならないことを示すエビデンスがある。ボンタとアンドリュースによれば、専門家判断による再犯リスクのアセスメントが的中する確率は、五〇％程度であるという。

半分当たるならまずまずではないか、などと考えてはいけない。この判断は、「再犯する」「しない」のどちらかを言い当てるものであるから、当てずっぽうを言っても、五〇％は当たるのだ。つまり、専門家判断の精度は当てずっぽうと変わらないということである。だったら、高い金を払って専門家を雇うくらいならば、ワールドカップのときに予想を次々と的中させたタコでも飼っておいたほうがよいだろう。

†正確なアセスメントとは

性犯罪者の再犯リスクの大小という重要な判断を、このようなあてにならない方法でやられてはたまったものではない。

それでは、どのような方法を活用すれば、もっと正確な診断ができるのだろうか。答えは簡単である。エビデンスをもとに見出されたリスクファクターをチェックすればよいのである。

リスクファクターというのは、性犯罪と関連の大きな要因であることはすでに述べた。であるから、その人物がリスクファクターをどれだけ有しているのかをチェックすればよい。実際、リスクファクターをチェックリストにした「診断ツール」が何種類も開発されており、刑務所や病院などで活用されている。

チェックリストと言うと、「なんだ紙切れか」と思われるかもしれないが、これはただの紙切れではない。たしかに見かけ上は、一枚から数枚の紙切れかもしれないが、そこにリストアップされている項目（リスクファクター）は、過去の膨大な研究から導かれたものであり、科学的研究の成果なのである。まさに、これは「性犯罪と闘う科学」によるツールにほかならない。

世界中で最も広く活用されている性犯罪のリスク診断ツールに、Static-99《スタティック》というものがある。これはわずか一〇項目にあてはまるかどうかで査定するものであり、まさに一枚の紙切れである。しかし、エビデンスを見ていただきたい。このわずか一〇項目をチェックするだけで、再犯予測の精度は八〇％近くまで上昇する。

もちろん、一〇〇％というのは、現時点では不可能である。人工衛星を駆使した天気予報ですら、当たる確率は一〇〇％には届かない。しかし、だからといって、天気予報などあてにならないと考えて、下駄を飛ばして天気を予想する者はいないだろう。下駄よりも、タコよりも、科学的な方法に頼るのが現在のところは一番合理的であり、精度も高いことは言うまでもない。

われわれの研究グループは、日本語版のStatic-99を開発した。そして、それを実際の患者さん一六七名に対してチェックし、一年間の再犯の有無を検証した。その項目の概要は、表3-3に示したとおりである。スコアは〇点から一二点までの範囲となり、〇点から一点を低リスク、二点から三点を低・中リスク、四点から五点を中・高リスク、六点以上を高

表3-3　日本語版Static-99の概要

- ・若年である（25歳未満）
- ・親密なパートナーとの同居歴がない
- ・性犯罪の前歴がある
- ・性犯罪以外の粗暴犯罪歴がある
- ・血縁のない被害者がいる
- ・顔なじみでない被害者がいる

出典：Harada（2017）

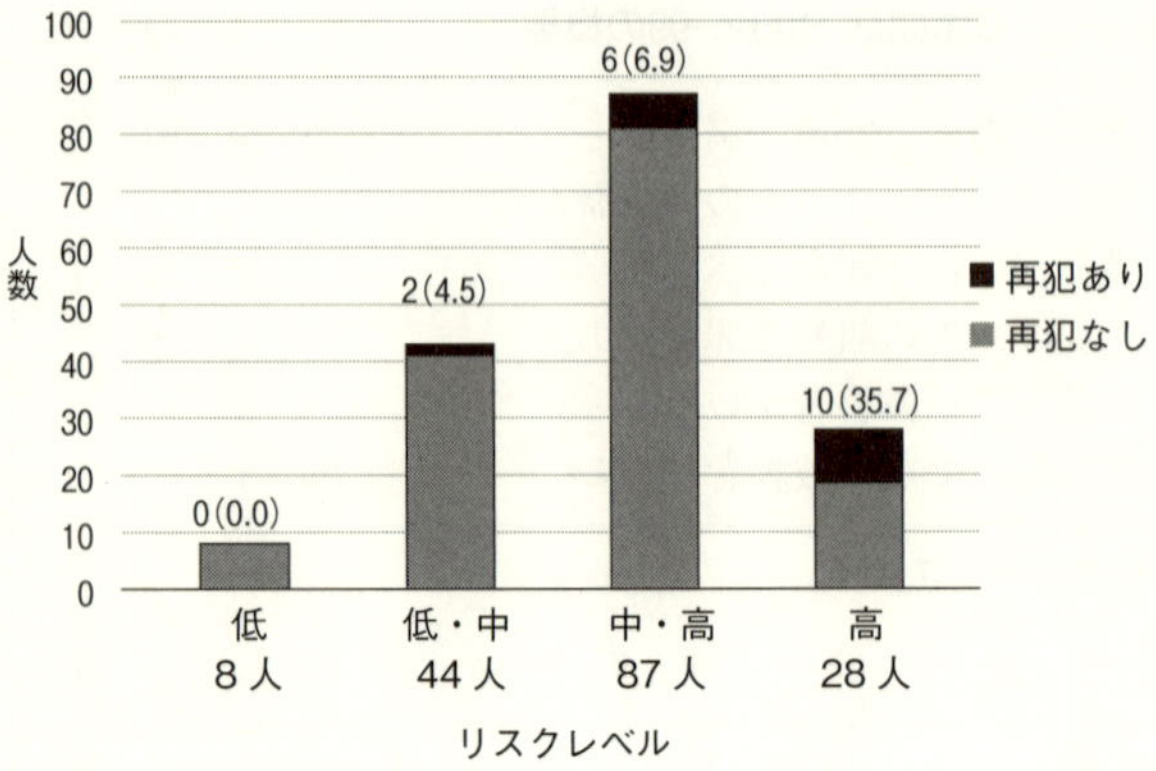

注）グラフ上の数字は再犯した人数（%）

図3－1 リスクレベルと再犯率

出典：Harada（2017）

リスクと判断する。満点が一〇点でないのは、犯罪歴の回数によってスコアが加味されるからである。

　結果、低リスクが八名（四・八％）、低・中リスク四四名（二六・三％）、中・高リスク八七名（五二・一％）、高リスク二八名（一六・八％）となった。そして再犯率は、図3-1のとおりである。低リスク者が〇％、低・中リスク者が四・五％、中・高リスク者が六・九％、高リスク者に至っては三五・七％となった。

　このように、低リスクと判断された者は、一人も再犯せず、リスクレベルが高まるごとに再犯率が高くなっている。そして、高リスク者はなんと二八人中一〇人もが再犯をしている。日本語版Static-99による予測の的中率は、七七％となっており、これはオリジナルの的中率よりも良い成績である。また、このことを明かせば驚かれるかもしれないが、実際にチェックリストをチェックした人は、その患者さんに会ってすらいない。面接すらせずに、カルテの記録を見ただけでチェックしているのである。

これを聞くと旧態依然とした心理学の専門家は、驚くのを通り越して、呆れたり、怒ったりするかもしれない。彼らは面接こそが、そしてそこでの「高度な」臨床判断こそが命、と信じ込んでいるからだ。

4　科学の力で人間の限界を補う

†ファクトフルネス

私のようなやり方は、旧来の「専門家」からは、「非人間的」「データ偏重」「冷たい」「単純すぎる」などと酷評されるに違いない。しかし、「温かくて」「人間的な」面接の結果、タコにも及ばない予測をするのと、紙切れ一枚のチェックリストで、八〇％近く的中する予測をするのと、どちらがより重要であるか、考えればすぐわかることだ。

世界中でベストセラーになった『FACTFULNESS（ファクトフルネス）』（日経BP、二〇一九年）という書籍で、著者のロスリングは、貧困、人口、ワクチン接種率、女性の就学率など、世界の重要な問題に関する三択クイズを出している。たとえば、低所得国における女子の就学率はどれくらいあるかという問いに、二〇％、四〇％、六〇％の選択肢から回答を求められる（正解は、当の書籍をご一読いただきたい）。

彼が世界中を回って、一流のジャーナリスト、学者、経済人、政治家など優秀だと誉れ高い人々に、これらのクイズを一二問出したところ、平均で二問しか正解しなかったという。

ロスリングによれば、それはファクト（事実、データ）に基づかないで、印象に頼って判断するから、そして知識があったとしてもデータがアップデートされていないから、惨《さん》憺《たん》たる結果になってしまうのだという。かくいう私の正解率も酷いものであったので、ここでは触れないでおく。

このようなことを考えると、ファクトやデータに基づかず、自分の印象や主観に頼って判断することのほうが、よほど無責任で危険というものだ。それに、性犯罪のリスクアセスメントは、三択クイズとはわけが違う。あてにならないアセスメントで、実際に再犯リスクが高いのに、人あたりが良い好青年の性犯罪者を「リスクは低い」と判断し、早々と治療を切り上げたり、刑務所から釈放してしまったりするとどうなるか。少し考えただけで、その恐ろしい結果が想像できるではないか。

†世界は複雑になっている

現代社会は、専門家の判断では手に負えないほど複雑になっている、と言えるかもしれない。

アメリカの公衆衛生学者ガワンデ（Atul Gawande）は、ICU（集中治療室）での医療事故を防ぐためのチェックリストを導入した際のエピソードを紹介している。チェックリスト導入にあたって、医師の一部は「馬鹿にしている」などと憤慨したり、懐疑的であったりしたという。しかし、導入から一八カ月で、一・七五億ドルの医療費が節約できただけでなく、五五〇名以上の患者の命が救われたという。

ガワンデは、医療現場、災害、事故、投資、経営など、現代のさまざまな専門領域は、高度に発展した半面、複雑化しすぎており、ちょっとした判断のミスが大きな失敗につながる危険をはらんでいると警告する。

つまり、科学の発展によって「無知」の部分は急速に減りつつあるが、「無能」の問題が拡大しているという。「無能」というのは、持っている知識を確実に活用できる能力がないことを指すが、ここにわれわれ人間の限界が潜んでいる。その「無能」を補ってくれるものが、チェックリストにほかならない。

性犯罪の問題に話を戻せば、研究の積み重ねによって多くのリスクファクターが見出され、「無知」の領域は減っている（もちろん、それでもまだ十分ではない）。しかし、そのリスクファクターという知識を使いこなして、リスクの予測をするということにおいては、専門家はタコほどの能力しか発揮できていない。したがって、チェックリストを用いて、謙虚な態度でその「無能」を補う必要があるのだ。

†専門家の陥穽

それでも多くの専門家が、チェックリストを「非人間的だ」「単純だ」などと難癖《なんくせ》をつけて使いたがらないのは、専門家としてのプライドがあるからだ。これはなかなか厄介な代物である。

専門家というものは、眉間に皺《しわ》を寄せて、摩訶《まか》不思議なインクの染みや描画から相手の問題を解き明かしたり、長年の臨床経験で培った面接テクニックによって、心の奥底を見抜いたりできる「フリ」をしたい生き物なのだ。

また、専門家がそもそもエビデンスを知らない、最新の論文を読んでいないという事実もある。専門家としてのプライドが大きすぎる者は、エビデンスを軽視し、進んで研修を受けたり、論文を読んだりしない傾向にある。かくして、フロイト時代の知識で止まり、その後の心理学の進歩から取り残されてしまっている。

残念ながら、経験を積んだ専門家ほど、新たなことを学ぶことに消極的で、そのために自分の知識がすでに時代遅れになっていることに気づかない。新たなことを学ばなくても、自分はすでに豊富な臨床経験があり、そこから多くを学んでいると勘違いしているからだ。つまり、ロスリングが警告したように、知識のアップデートがなされていないのである。

これを示すエビデンスがある。イスラエルの社会福祉学者ダビッドソン－アラド（Bilha Davidson-Arad）とベンベニシティ（Rami Benbenishty）は、ソーシャルワークを学ぶ学生、経験の浅いソーシャルワーカー、経験豊富なソーシャルワーカーを対象にして、児童虐待のリスクアセスメントの正確さを比較した。それぞれに、同じ短いストーリーをいくつか提示し、虐待リスクの大きさを判定してもらったのである。その結果、ストーリーのなかに虐待の兆候を読み取る力は、三群にほとんど有意差がなく、学生が最も優れている場合すらあった。

また、アメリカの医学者チョードリー（Niteesh Choudhry）らの研究によれば、医師の場合、その経験年数が長くなるにつれて、彼らが提供する医療ケアの質が下がることが見出されている。

エビデンスの力を借りなければ、どれほど経験を積んでいても、人間の持つ限界には対抗することができないことを、経験者ほど深く自覚する必要がある。エビデンスを重視し、それに基づく臨床は、この意味で効果があるだけでなく、謙虚で倫理的な臨床でもある。

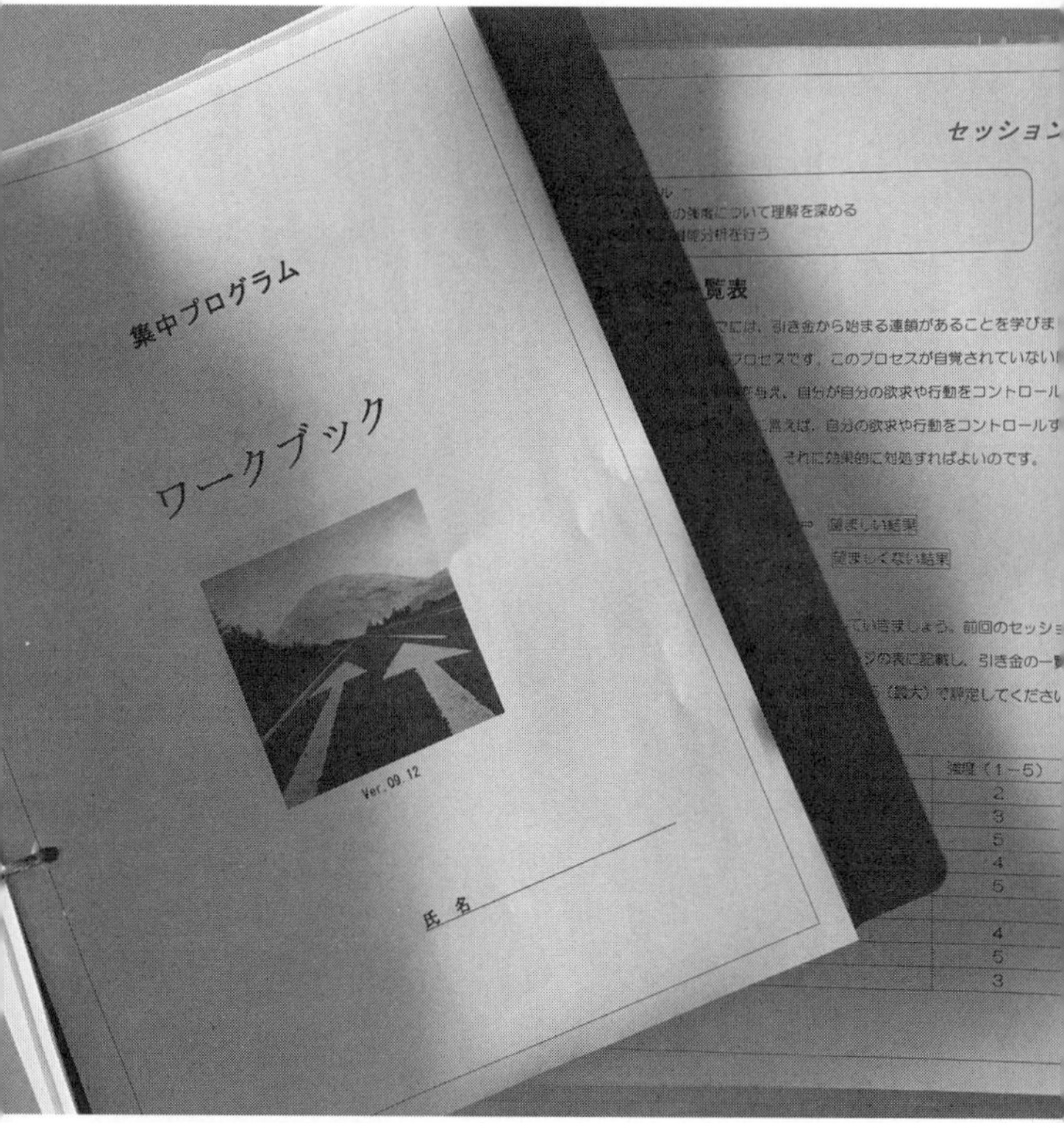

第四章

性的依存症の治療

「痴漢外来」で使用しているワークブック。ここに直接書き込みながら、治療を進めていく。

1 精神分析から認知行動療法へ

†そもそも治療は可能なのか

これまでの章では、痴漢をはじめとする性犯罪などの性的問題行動を「病気」という観点からとらえ直し、正確な診断や再犯予測、そして治療という対処が可能であることを説明した。

しかし、やはり「そもそも本当に治療は可能なのか」「どのような治療をするのか」「効果は？」など、たくさんの疑問が生じることは想像に難くない。

「治療は可能か」「効果はあるのか」という疑問については、第一章でも少し紹介したとおり、これまでの研究成果を見ることが最も適切であり、正確な答えを提供してくれる。

前章で紹介したリスクファクターに関する研究と同じく、治療効果に関する研究も、性的依存症のなかで一番数多くなされているのは性犯罪についてであるので、ここでも性犯罪に関する研究結果を中心に説明したい。

一般に、治療効果を見る際に最も厳密で信頼がおける研究は、メタアナリシスと呼ばれるものである。メタアナリシスとは、同様の治療方法の効果を検討した先行研究を網羅的に検索し、そのなかでクオリティーの高いものだけを選抜したうえで、それらの研究結果を統計的に統合したものをいう。

たとえば、代表的な研究として、ハンソンらのメタアナリシスは、性犯罪者への治療効果を検討した研究を統合したものである。結果を見ると、治療を受けた者の再犯率が一〇・九%であったのに対し、治療を受けなかった者は一九・二%だった。つまり、治療は再犯率を半減させる効果があったということだ。これは、先に紹介した研究結果とも一致するデータである。

また、ケンブリッジ大学のレーゼル(Friedrich Lösel)らによる大規模なメタアナリシスでも、類似した結果が見出されている。このメタアナリシスでは、薬物療法と認知行動療法の効果の両方が検討されているが、薬物療法のほうが少し効果が大きいという結果であった。

これらをまとめると、性犯罪者に対する治療には、確実な効果があると言ってよい。もちろんこれが十分に満足のいくレベルの効果であるとは言えないかもしれないが、効果の大きさ(これを効果量と呼ぶ)自体は、一般的な身体疾患の治療と比較しても遜色はないレベルのものである。

†効果研究の問題点と方向性

とはいえ、問題も多い。まず挙げられるのは、メタアナリシスに含まれた一つ一つの研究のレベルやクオリティーが必ずしも高くはないということである。治療効果を検討するためには、相当に厳密な研究方法によって研究する必要がある。研究のクオリティーが落ちれば、さまざまなバイアスが入り込み、効果を過大評価してしまう危険が生じてくるからである。したがって、先に述べた効果の大きさについては、少し割り引いて考える必要もある。

しかし、この点についても明るい見通しがある。研究のなされた年を追って、そこから導かれたエビデンスを見てみると、年を追って治療方法が進歩し、それに伴って効果量が大きくなっていることがわかる（図4-1）。

X軸は治療開始年を示しており、Y軸は効果量の大きさ（再犯の対数化オッズ）を示し、下に行くほど再犯率の減少効果が大きいことを示している。グラフでトレンドを読むと、右に行くほど（研究が新しくなるほど）丸の位置が下方向になっているため、効果が大きくなりつつあるということである。丸の大きさは研究参加者数を示している。

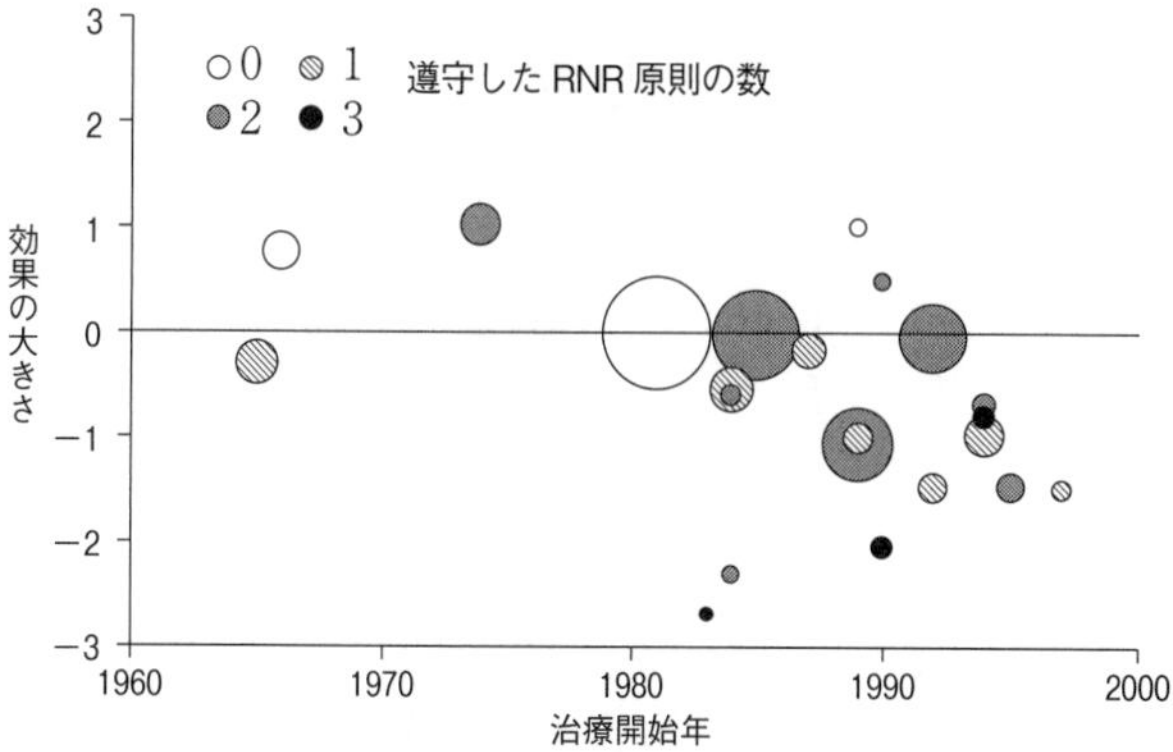

図 4 - 1　研究の年次変化

出典：Hanson et al. (2009)

また、丸印の色は犯罪者治療における重要な原則であるRNR原則（一三〇ページで詳述）の遵守度を示す。黒くなるほど遵守度が高いことを意味し、図を見ると黒い丸が増えているので、RNRの遵守が進んでいることがわかる。

つまり、年を追って治療法がより効果的に改善され、しかも実際に効果が上がっているということであり、これは将来に向けて希望の持てる結果である。

†性的依存症の治療モデル

それでは、具体的にはどのような治療を行うのだろうか。

性的依存症の治療モデルとしても、かつては精神分析が中心であった。精神分析では先述のように、性的依存症を含め、われわれ人間の不適応行動の背景には、幼少期の抑圧された葛藤やネガティブな体験（被虐待体験などのトラウマ）があると考える。そして、その解決こそが治療であるとの前提に立ち、治療のなかで過去の体験などを想起させ、無意識のなかに抑圧された葛藤を意識に浮かび上がらせて、その解決を図ろうとする。

精神分析的治療は、かつてはあらゆる心理的、行動的問題の治療として、代表的なものであった。しかし、病気の原因に対する考え方や前提に誤りがあるうえ、メタアナリシスでは、治療効果のエビデンスがほとんど見出されていない。

ドイツの心理学者アイゼンク（Hans Eysenck）は、いち早く一九五〇年代から精神分析を批判し、「フロイト帝国の没落」を予言したが、現在はまさにそのとおりのことが起こっている。

†リスクファクターと治療

精神分析に代わって、現在あらゆる心理的問題に対する治療の第一選択肢となるのは、認知行動療法である。性的問題行動の治療においても、それは例外ではない。その最も初期には、認知行動療法のなかでも、より行動面に重きを置いた行動療法による治療が、欧米では盛んに行われていた。行動療法とは、研究によって導かれた人間行動の原則にしたがって、不適応的な行動の修正を図る治療法である。

たとえば、不適切な性的ファンタジーや性行動に対し、不快な刺激を与えることで、それらを徐々に抑制していくというシンプルな方法が取られる。小児性愛者であれば、子どもに対する性行動のファンタジーを想起させ、そのあと電気刺激や臭気などの不快刺激を呈示する。

これまで本人は、子どもに対する性的ファンタジーのあと、マスターベーションをしたり、実際に性行動に出たりして、性的快感を得て、その性的ファンタジーや行動が強化されていたわけである。しかし、治療においては、快感ではなく、意図的に不快な刺激を繰り返し与える。それによって、ファンタジーと不快な状態を結びつけ、その結果、問題のある性的行動を抑制しようとする。

あるいは、適切な性的ファンタジー（大人の女性との親密な恋愛に基づく性行動など）によってマスターベーションをさせ、すでに性的欲動が減退した状態で、今度は不適切な性的ファンタジー（子どもとの性行動など）を想起しながら、さらにマスターベーションを続けさせる。そして、嫌というほど何度も繰り返しマスターベーションをさせ、性的飽和状態に置く。これも言ってみれば、不快な状態であるので、それを繰り返すことによって不適切なファンタジーに対する性的興奮が湧かないようにするのである。

しかし、純粋に行動的な介入だけでは効果は限定的であり、本人の態度、期待、価値観、感情などの認知的要因や情緒的要因にも働きかける必要があることが、次第に明白になってきた。つまり、それは前章で述べたリスクファクター——そのなかでも「変えられる」要因——を標的にした治療である。

具体的には、女性や子どもに対するゆがんだ認知の修正を図ったり、不適切な性的価値観や対人関係の持ち方を改めたりする。さらに、ストレスやネガティブな感情への適切なコーピングなどの学習をさせる。このように、多様な治療的要素を組み込むことが有効であるということから、治療の軸足は認知行動療法へと移っていったのである。

2　性犯罪治療の三原則

†リスク原則

ボンタとアンドリュースは、犯罪者治療に関するメタアナリシスから、効果的な治療の三原則を提唱しているが、この原則は性犯罪者治療にもあてはめることができる。それは、

①リスク原則（Risk Principle）、②ニーズ原則（Need Principle）、③治療反応性原則（Responsivity Principle）である。これは英語の頭文字を取ってRNR原則とも呼ばれ、今や司法臨床の場面では常識となっている。この法則にしたがうか否かで、治療成績が大きく変化する。

第一のリスク原則とは、「再犯リスクに応じて治療強度を変える」ということである。先述のように、犯罪者のリスクファクターは、先行研究によって明らかにされており、そのうち特に影響力の大きなものが、「セントラルエイト」である（表3-1、一〇二ページ）。

ここには反社会的行動歴、反社会的交友、反社会的態度・信念、反社会的パーソナリティ、教育・仕事上の問題、家族葛藤、物質使用、不適切な余暇活用が含まれる。さらに、性犯罪特有のリスクファクターとして、性的逸脱、不適切な性的態度、親密性の欠如などがあることもすでに紹介した。

リスク原則に則った治療では、綿密なアセスメントを実施して、一人ひとりがこれらのリスクをどの程度有しているかを量的に査定する。そのうえでリスクの低い者には低密度の治療を、リスクの高い者には高密度の治療を提供する。たとえば、刑務所での治療を例に取ると、低リスクの性犯罪者には週一回の治療を一四セッション実施するが、高リスクの性犯罪者に対しては、週二回、六四セッション行うことになっている（図4-2）。

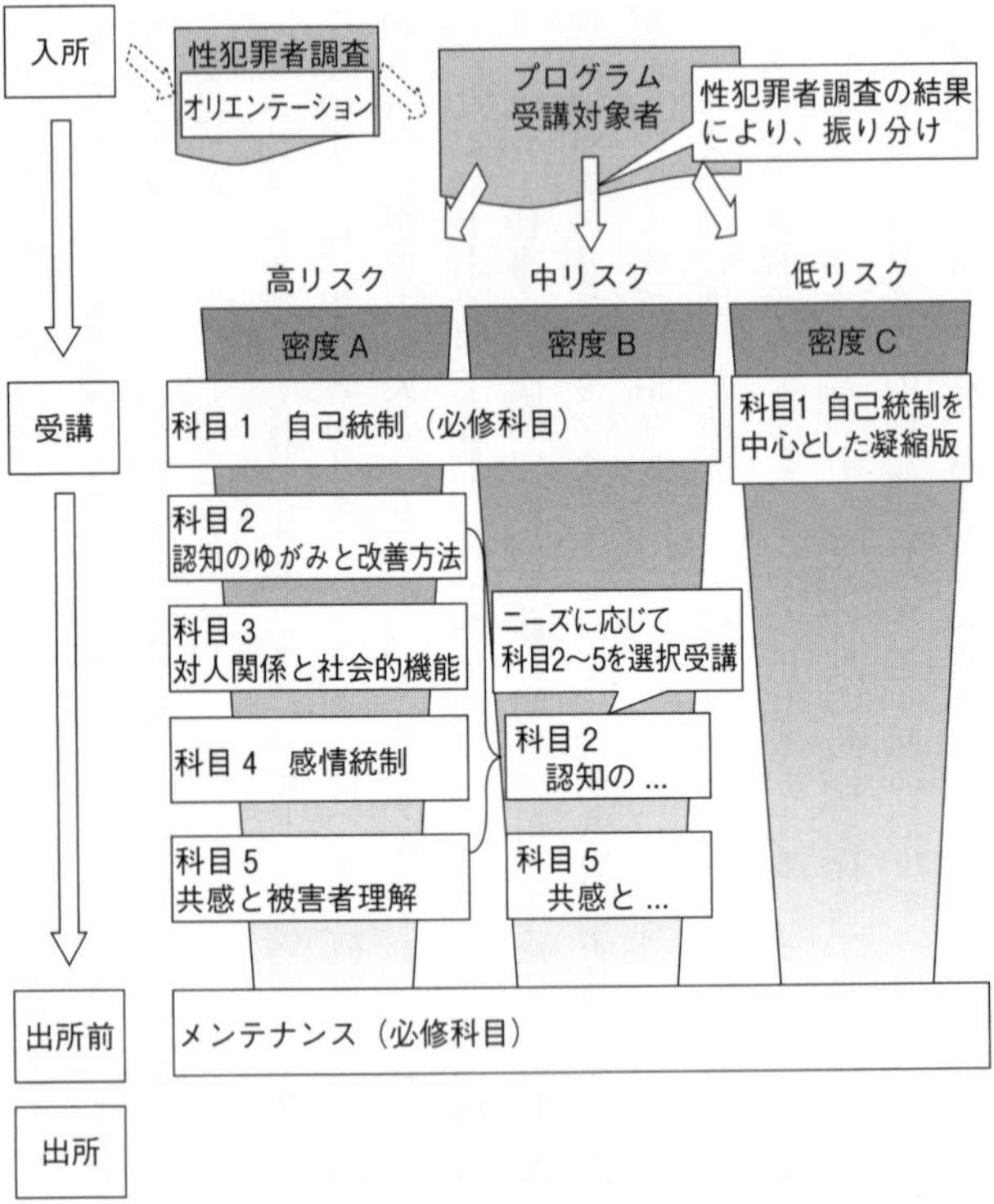

図 4－2　刑務所での性犯罪者再犯防止プログラムの概要

出典：法務省（2005）

ここで注意が必要なのは、リスクの低い者に対して、強力な治療を行ってはならないということである。なぜなら、その場合、再犯リスクが逆に高まってしまうというエビデンスがあるからだ。

身体疾患の場合でも、鼻風邪のときと肺炎まで起こしてしまったようなときとでは、治療の強度が違うのは当然である。軽い鼻風邪のときに、入院をさせたり、抗生物質を処方したりすると、さまざまな害が生じてしまう。これと同じようなことが、性犯罪の治療においても言えるのである。

†ニーズ原則

第二の原則は、ニーズ原則である。これは、「リスクファクターのうち、動的なものを治療の標的とする」ということである。リスクファクターには、静的ファクターと動的ファクターがある。静的ファクターとは、動かない、変化しない因子ということである。

第三章で、再犯予測のために世界で最も広く使用されているリスクアセスメントツール、Static-99を紹介したが、この「static」というのは静的という意味であり、ここに含まれているのはすべて変化しない項目ばかりである。

再度表3-3（一一五ページ）を見ていただければわかるが、犯行時の年齢、同居歴、犯罪歴、被害者の態様など、Static-99で確認する項目は、すべて変えることができない。静的リスクファクターは、リスクの大きさと再犯を正確に予測するには役立つが、治療においてはあまり役に立たないのだ。

それでは、動的リスクファクターにはどのようなものがあるか。今度はセントラルエイトに着目していただくと（表3-1）、八つの因子のうち、犯罪歴以外の七つは、すべて動的ファクターである。価値観、パーソナリティ、家族との葛藤などは、時間はかかるが綿密に組み立てられた治療を行うことによって、変化させることが可能なものだ。

したがって、ニーズ原則にしたがえば、これらの動的ファクターにどれだけあてはまるのかをアセスメントし、それを当人の治療ニーズであると考えて、治療のターゲットにすればよいのである。

具体的には、女性や性的行動に対するゆがんだ価値観や信念があれば、それを正確に把握したうえで、治療ではそれをより適応的なものに変えていく。

たとえば、「痴漢をされて女性の方も喜んでいた」「子どものほうも性行動を望んでいた」「見つからなければ構わない」などの考え方は、どれも著しくゆがんだ認知である。

しかし、本人はそれに気づいていない。自分の癖は他人から指摘されて初めて気づくように、このような「考え方の癖」も自分ではなかなか気づくことができない。したがって、まずは治療のなかで、カウンセラーとの協働作業によってこのようなゆがんだ認知を見きわめたうえで、それをターゲットとして修正していく。

刑務所の治療プログラムでも、その内容を見ると、ニーズ原則にしたがっていることがわかる（図4-2）。

ニーズ原則において重要なことは、リスクファクター以外のもの、たとえば知能や自尊心の低さ、精神病理、過去のトラウマ、抑圧された葛藤などは、主たる治療のターゲットにしないということである。これらは、かつて性犯罪の原因だと考えられていたものであるが、研究の結果、現在は性犯罪との関連は小さいということがわかっているからだ。

とはいえ、もちろん患者のなかには、併存する精神障害があったり、過去のトラウマに悩む者がいたりすることも事実である。それを放置しておいていいというわけではない。そのような場合は、メインの治療と並行して、あるいは問題行動がある程度コントロール可能になった時点で、治療を追加するなどの方法を取ればよい。

†治療反応性原則

第三の治療反応性原則とは、「治療法を選択する際には、相手が反応（変化、改善）するような方法を選ぶ」ということである。ボンタとアンドリュースは、「一言で言えば、認知行動療法を行うべきだ」と述べている。つまり、認知行動療法以外の治療を行ったとしても、効果がない（治療に対して反応しない）ということである。

しかし、どんな場合にも認知行動療法が適切というわけではない。たとえば、知能が低く理解力に劣る場合、治療への動機づけが低い場合、うつ病など重篤な他の重複障害がある場合などがそれにあたる。

知的障害がある場合、ある程度の理解力や思考力が必要な認知行動療法が不向きなケースがある。そのときは、単純な行動療法的治療をメインにすることが、一つの方法となる。あるいは、認知行動療法をする場合でも、本人が理解できるやさしい言葉にかみ砕いて伝えたり、何度も繰り返して実践したりする。

動機づけが低い場合には、「動機づけ面接」という別の治療法をまず実施する。その詳細な紹介は、本書の範囲を超えるので差し控えるが、治療者が患者に対して、さまざまな意図的なコミュニケーション・テクニックを用いて、本人の内側から「変わりたい」というモチベーションを引き出す治療的アプローチのことである。これによって、治療へのモチベーションを高め、その後で認知行動療法に移行することが望ましい。

重複障害が重篤であれば、まず重複障害への薬物療法などを優先するべきである。このように、本人の問題性とマッチした治療法を選択するべきだということが、治療反応性原

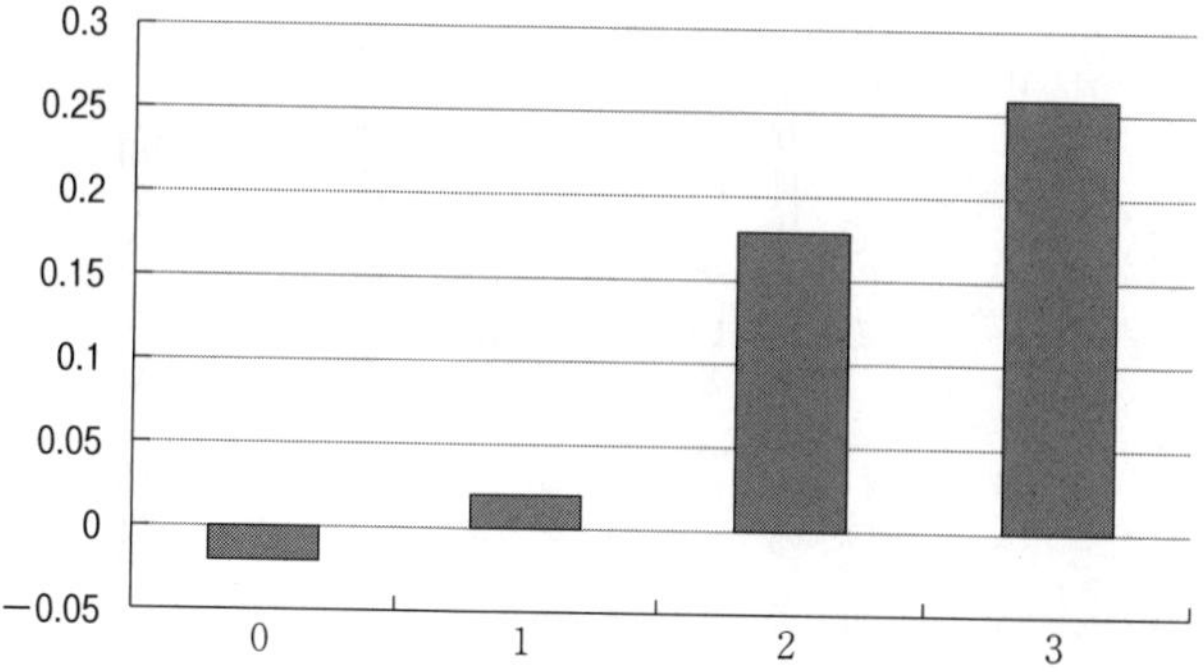

注：x 軸の数字は三原則のうち、いくつにしたがったかを示す。3つすべてにしたがった場合の効果量は0.25（再犯率を25ポイント抑制する）であるが、0の場合はマイナスとなっている。つまり、逆効果（再犯率を高める）であることが示されている。

図 4－3 RNR 原則の遵守

出典：Bonta & Andrews (2017)

則の述べるところである。

そして、何より重要な点は、これらの三原則は、何も提唱者が頭のなかで考えた思弁的なものではないということである。これらは、犯罪者治療に関する先行研究を精査し、効果がある治療に共通する要因を集約して原則としたものである。すなわち、エビデンスに導かれた原則なのだ。

事実、三原則すべてを遵守して治療を行えば、再犯率は平均で二五ポイントほど低下するが、すべてを無視すれば、わずかではあるが再犯率が増加することがわかっている（図4－3）。

3　痴漢外来で行われている治療

†性的依存症治療の実際

痴漢外来の治療の対象は、全員が性犯罪者ではなく、性犯罪を含めた「性的依存症」を有する者が対象であるが、やはりこれら三原則を遵守している。そして、その治療には、薬物依存症に対する認知行動療法をもとにして、私自身が性的依存症用に改変したプログラムを用いている。

より具体的に説明すると、「リラプス・プリベンション・モデル」という治療モデルを基盤にしている。これは、世界的にも依存症治療のスタンダードであり、たしかなエビデンスによって支持されている。

「リラプス」というのは「再発」、「プリベンション」は「予防」の意味である。つまり、直訳すると「再発予防モデル」ということになる。まさに再発を繰り返すのが特徴である依存症の治療モデルとしてぴったりな名称である。

「リラプス・プリベンション・モデル」は、今や薬物やアルコール依存症の治療だけでなく、ギャンブル依存症や性的依存症などにも活用の範囲が広がっている。

痴漢外来の治療では、「リラプス・プリベンション・モデル」に基づく治療プログラムをワークブック形式にして患者さんに配り、毎回そのワークブックを用いて治療セッションを実施している。

ここからは、「リラプス・プリベンション・モデル」の実践という観点から、痴漢外来で行っている治療を紹介していく。

①性的問題行動のハイリスク状況を同定し、それに対するコーピング訓練を行う

性的問題行動に至りやすいハイリスク状況は、混雑した場所（電車内など）、人気のない場所、ストレス、飲酒、性的欲求不満、孤独感、ポルノやアダルトサイト閲覧などが代表的なものである。

とはいえ、これらは問題行動の種類によっても、個人個人によっても異なるので、まずは本人に過去の行動を振り返らせ、ワークブックに自分自身のハイリスク状況を詳細にリストアップしてもらう。また、治療においては、ハイリスク状況という言葉よりも、より直観的にわかりやすい「引き金」という言葉を用いている。つまり、自分の性的欲求の

「引き金」を引くもの、性的欲求のスイッチを入れてしまうものということである。

次に重要なのは、これらの「引き金」にどう対処するかということである。まず、回避できるものは回避するのが鉄則である。たとえば、混雑した電車が危険な引き金であるのならば、電車に乗らないのが一番である。患者さんのなかには、実際に自動車通勤や自転車通勤に変えたり、会社の近くに引っ越しをしたり、車を買ったりした人もたくさんいる。自転車や自動車で通勤するならば、そもそも引き金が引かれないし、触りたくなったとしても、触れるのは自分の尻しかないのであるから、一番確実である。

また、盗撮行為であれば、カメラ付き携帯電話を持たない、持つとしても携帯電話のカメラ機能を使えなくするという方法が確実である。携帯の機能を操作して使えなくするよりも、物理的という意味でより確実なのは、レンズを破壊することである。

われわれのクリニックで一番効果を発揮する「医療機器」は、キリである。盗撮の患者さんが来れば、まずこのキリを使って携帯電話のレンズを割ってもらう。あるいは、ヤスリをかけてレンズに傷を入れてもらう。

ここで重要なことは、「自分の意志には頼らない」ということである。意志の力では太刀打ちできないのが依存症であるから、ひたすら我慢をしてやり過ごすというのは、望ましくない方法である。その代わりに、特に治療初期に確実な方法は、物理的にその行動ができないような対処法を考えて実行するということである。

自動車通勤に変えるのも、携帯電話のレンズを割るのも、物理的に痴漢や盗撮ができない状態にするための方法なのだ。物理的にできない状態になれば、「やりたい」「でもやってはいけない」という葛藤に陥ることがなくなるので、心理的には非常に楽になる。

しかし、現実問題として、これらの方法が現実的に難しい場合がある。会社が東京の都心にあるような場合、自動車通勤をしても駐車場がない、あっても駐車料金が高すぎて払えないということがある。最も理想的な対処法があっても、現実的に実行が困難であれば、それは長続きしないので、その場合はより現実的で実行可能な対処法を考えてもらう。

つまり、「引き金」を回避することが現実的に困難であれば、次善の策として、「引き金」に対する効果的な対処法（コーピング）を考えて、実行してもらう。場合によっては、スムーズに実行できるようになるまで練習が必要なものもある。これをコーピング訓練と呼ぶ。

満員電車に対するコーピングの場合、より安全な乗り方を考え、実行することになる。たとえば、始発駅から座って乗る、電車内では目をつぶって携帯オーディオプレーヤーで音楽を聴く、いつも手袋をはめておくなどの対処法を見つけ出し、実際にやってみて、その「効果」を確認する。

②ネガティブな感情への対処法を訓練する

危険な引き金として、ほとんどすべての人に共通するのはネガティブな感情である。すでに述べたように、性的問題行動がやめられない人は、最初は性的欲求を満たすためにその行動を行っていたのかもしれないが、徐々にネガティブな感情を紛らわせることへと目的が移っていくことが多い。

こうしたネガティブな感情には、うつ、不安、孤独感、ストレス、イライラ、退屈などがある。これらは、生きていくうえで誰しも日常的に抱くものである。われわれは皆、ネガティブな感情を抱いたとき、その気持ちを晴らすために、いろいろな対処、すなわちコーピングを行っている。そして、さまざまな方法を試みるなかで、最もしっくりする方法、手軽で効果がある方法を見つけ、もっぱらそれに頼るようになる。たとえば、運動をしたり、友達に相談したり、ゆっくり入浴してリラックスしたりするなどの方法を取っている人は多いだろう。

彼らの場合、それが性的行動であったということである。したがって、今後は同じネガティブな感情を抱いても、それに対する新たなコーピングを実行し、性的行動に頼らないようにしていく必要がある。

実際の治療においては、最初は、できるだけ多くの対処法をブレインストーミング的に出してもらう。そして、実生活のなかで試してみて、一番効果があって比較的簡単に行うことができるものを見つけ、それを効果的に実行できるように訓練する。

③規則正しい生活を送る

これは一見、性的依存症の治療とは無関係のように思われるかもしれないが、実はこれまで述べた方法と同じくらい重要である。どんな依存症でも、依存が進むにつれ、その生活は依存対象を中心に回るようになってしまっており、生活が大きく乱れている。

アルコール依存症の人であれば、生活の大きな部分を飲酒が占め、アルコールを中心に生活が回るようになっている。脳がアルコールに乗っ取られた彼らにとっては、家族よりも仕事よりも、自分の身体の健康よりも何よりも、アルコールが重要になってしまっているのだ。

性的依存症の場合も同様で、いつの間にか性的行動が生活の中心となってしまう。痴漢であれば、仕事も大事だがそれ以上に行き帰りに痴漢をすることが大事で、それがあるから生活や仕事に身が入るという状態にすら陥っている。暇な時間があれば、その時間を痴漢行為に費やして、あるいは痴漢をするためにわざわざ暇な時間を作って、仕事の時間や、家族や友人と過ごす時間、趣味の時間などが二の次、三の次となってしまう。そのため、嘘も増えていく。

このような状態を克服するためには、やはり生活全体を立て直さないといけない。治療ではまず、きちんと生活のスケジュールを立て、それを守って行動するように指導する。スケジュールには、空白の時間や長い退屈な時間を作らないように留意する。「常に忙しくしておく」ことが、依存症治療の初期には特に大切である。家族との時間や友人との時間、趣味の活動を復活させることも必要になる。

「セントラルエイト」に、「不適切な余暇活用」があったことを思い出していただきたい。そもそも犯罪に走る人は、趣味がない、休みになったら何もすることがないという人が多い。そのため、打ち込むことができる行動を一から探す必要がある。

また、これを病院でやることにも意味がある。一人でスケジュールを立てたとしても、それをチェックしてくれる人がいないと、いつしか生活が緩み、元の状態に戻ってしまう。それがないように、週一回でも病院に来て、スケジュールをチェックし、それを守った生活が送れるように支援することが重要なのである。

これは、ほかのさまざまな慢性疾患にもあてはまることだ。たとえば、糖尿病の治療では、薬物療法だけでなく、食事や運動を病院で指導し、それが守れているかチェックしながら、規則正しい生活が送れるようにすることが鍵となる。

痴漢外来での治療が一通り終わった患者さんたちに、いろいろなことを学んだうちで、どれが一番効果的だったか聞いたことがある。そのとき、スケジュールを作ったことが一番良かったという意見が多かった。このように、どんな病気であっても、慢性の経過をたどる病気の場合は、生活を整えることがその治療の基本になる。

④自己モニタリングを通して、自己の状態に敏感に気づくことができるようにする

毎日、生活スケジュールを立てることと同時に、毎晩その日の自分の状態を振り返り、自分の「危険度」をモニタリングすることも重要である。具体的には、「危険度」を視覚化するために、赤・黄・青で色分けしたシールを配って、それをカレンダーに貼り、自己モニタリングをするという方法を実行してもらっている（図4−4）。

たとえば、今日一日何事もなく、平穏無事に過ぎたという日には「青」シールをカレンダーに貼る。もちろんこれが続くことが理想であるが、最初からそううまくはいかない。ときには「黄色信号」が灯ることもある。実は、これは青シールが続くことが一番の目的ではなく、早目に「黄色信号」に気づくことができるようになることを目的とした訓練なのである。

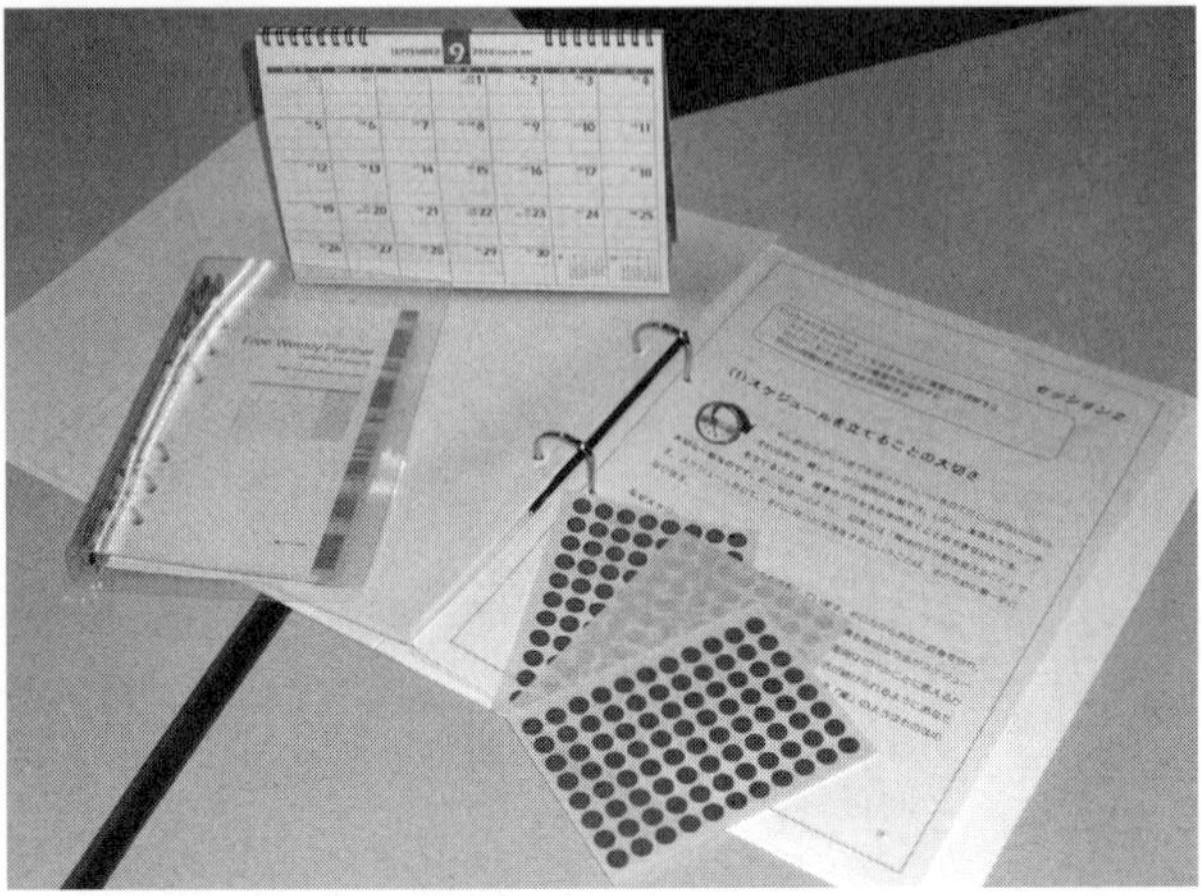

図4－4　実際に用いているワークブック

どんなときが自分の「黄色信号」なのかは、各自で決めてもらう。しかし、できるだけ厳しい設定にすることが望ましい。スケジュールどおりに行動できなかった、夜更かしをしてしまった、病院に遅刻してしまった、仕事で失敗して落ち込んだなど、これらのときはたいてい「黄色」である。

もちろん、その時点ではまだ性的問題行動には至っていないし、引き金が引かれた状態ですらないかもしれない。でも、それでは遅すぎる。これまで、彼らが性的問題行動のコントロールに失敗し、リラプス（再発）をしてしまったときも、自分が危険な状態にあることに気づくのが遅すぎたことが一番の問題だったのである。

生活の乱れが何日も続いた、仕事のスト

レスが積み重なった、電車のなかで何度も女性の姿を目で追うようになってしまった、このようなときはもう「黄色信号」どころか「赤信号」である。

しかし、たいていの患者さんは、「赤信号」も通り越して、リラプス直前の相当危険な状態になってはじめて、再犯しそうな自分にやっと気づく。でも、それでは遅すぎる。重要なことは、その二歩も三歩も手前で、「いつもとはちょっと違う」ということに気づくことだ。

リラプスを火山の噴火にたとえれば、マグマが燃えたぎり始めてからでは遅い。地底の奥底で、少しいつもとは違う振動が起こったり、温度の上昇が見られ始めたりしたとき、その頃に気がつくようにしなければならない。しかし、よほど注意深く観察しておかないと、そうした微妙な変化には気づかない。

そうした変化に早く気づくことができるようにするための訓練が、このシールを用いた日課なのである。毎晩、寝る前にその日を振り返って、あらかじめリストアップしておいた微妙な変化が自分にあれば、黄色シールを貼る。たったそれだけのことで、こうした微妙な変化に気づくことができるようになる。早目に気づけば気づくほど、対処も簡単で済む。信号と違って、黄色の後は青に戻すことができる。

もちろん青が続くことにも意味がある。身体の病気と違って、この病気は自分が治っているのか、良くなっているのか、なかなか実感することが難しい。しかし、たとえば、治療を始めて三カ月後などの節目に、自分のシールの色を最初から見直してもらうと、その変化は一目瞭然となる。最初の頃は、黄色シールが目立っていたものが、さまざまなコーピングやスキルを学んでいくうちに、次第に青が増えていく。家族ともカレンダーを共有することで、自分だけでなく家族も治療の進捗を目で見ることができて、それを実感できるのである。

最後に赤シールであるが、この扱いが一番難しい。アルコール依存症の治療や禁煙外来であれば、また再飲酒したときや再喫煙してしまったときに、赤を貼るように指導できる。失敗を正直に申告することで、治療のフィードバックにもなる。だが、性的依存症（特に性犯罪）の場合、リラプスは被害者が出ることを意味してしまうため、これは何としても避けなければならない。

一般に、他の依存症の治療において、一度も失敗することなく順調に治療が進むことは、非常にまれであり、現実的には誰でも完全に克服できるまでに数回の失敗はつきものである。

治療においても、それを織り込んだうえで、「一度のリラプス、イコール治療の失敗」とは考えず、「リラプスは治療の正常なプロセスの一つ」ととらえ直す。そして、何がまだ十分に身についていないから失敗が起きたのか、危険な引き金が引かれたのであればそれは何か、その引き金への対処で不十分なところは何だったのかなどを検討しつつ、治療プログラムを練り直すきっかけにする。失敗から学んで、それをより治療を深めるための機会ととらえ直すのである。

しかし、性的依存症の治療では、そうはいかない。痴漢や盗撮など、被害者がいる場合、「一回くらいの痴漢ならＯＫ」などということは、絶対に許されないからである。したがって、「赤シール」はリラプスのときに貼るのではなく、その一歩も二歩も手前、限りなく危なくなってしまったときに貼るようにする。

そして、黄色と同じく、どのようなときに赤とすべきか、最初にルールを明確にしておいて、それにしたがって正直にシールを貼る。黄色や赤シールがあった場合は、次の治療セッションのなかで報告して、それに対する対処を話し合うということが、とても大切になってくる。その意味でも、最低でも週一回の治療セッションというのは必須である。

⑤渇望へのコーピングを学習する

赤シールが貼られるのは、引き金が引かれ、性的問題行動への渇望が生じてしまっているときだ。それをそのままにしておいては、早晩リラプスへと発展してしまう。まさに噴火の一歩手前である。

以前の彼らであれば、このような状態になると、何とか意志の力で我慢しようとしていたが、意志の力が途切れるのも時間の問題で、我慢もむなしく、リラプスに至ってしまっていたのである。

もちろん、今後はそのような失敗を繰り返すわけにはいかないし、治療につながった以上、効果的な対処スキルを学び、新たな被害を出すことを何としても避ける必要がある。

そこで、治療では、渇望が生じてしまったときの対処も、最終手段として教えるようにしている。本当は、引き金を上手に避け、物理的に問題行動に至ることができないように周囲の環境を整えておけば、このようなことはないはずであるが、どこかに落とし穴があったり、思わぬ引き金が引かれたりして、リラプス一歩手前になってしまうこともあるからだ。

たとえば、満員電車が引き金であり、自動車通勤に切り替えた患者さんの場合、大雪が降って車通勤ができず、電車で通勤するしかなくなるというような状況は、十分あり得る。混んだ電車は引き金になるので、いつもより早く家を出て空いた電車に乗ろうと考えたが、電車がダイヤどおりに動いておらず、通常以上に満員になってしまった——というのは、私が担当した患者さんの身に実際にあったことだ。

雪が降ったのも、いつもは空いている電車がダイヤの乱れのために満員になってしまったのも、本人の責任ではない。しかし、満員電車を見ただけで、自動的に引き金は引かれてしまう。

こうしたときは、自分が危ない状態にいることをいち早く察知し、渇望に対処するためのコーピングを実行する必要がある。このようなコーピングは、万一このような危険な状態になったときのことを想定し、あらかじめ何度も練習してマスターしておく。いわば火事を想定しての避難訓練のようなものである。

渇望へのコーピングで一番多用されるものが、「思考ストップ法」である。これはあらかじめ手首に輪ゴムをつけておいて、渇望が生じ始めたと気づいたら即座にその輪ゴムをパチンと弾く。すると、一瞬痛みのほうに気がそれる。

とはいえ、また数秒もすると、性的な考えが頭を支配し始める。しかし、数秒の余裕があれば、いろいろなことができる。輪ゴムパッチンで数秒間思考をストップさせておいて、その数秒の余裕を使って、何か一五分以上集中できる別の行動を開始する。たとえば、家族に電話をかける、メールする、携帯のゲームをする、目を閉じて深呼吸や瞑想をする、運動するなどである。なぜ一五分かというと、どんな渇望も生理的には一五分も続かないからである。

万一のためにあらかじめ練習しておくと言っても、練習のために満員電車に乗るわけにはいかない。であるならば、「思考ストップ法」を、気持ちを切り替えるためのスキルだとより広くとらえて練習をすればよい。たとえば、友人や同僚に「イラッ」とすることや、嫌なことがあってそれが何度も頭のなかをぐるぐると回っている、ということが誰しもあるだろう。こうしたときに、「思考ストップ法」を活用して気持ちを切り替える練習を行うのだ。

このように練習したスキルを、万一に備えていつもポケットのなかに忍ばせておくようなイメージである。いざ、思いも寄らぬことが起こって、渇望が頭をもたげてきたときに、思考ストップ法で当座の危機を乗り越えるのだ。意志の力でひたすら我慢するより、よほど楽に、しかも効果的に対処することができる。

⑥ゆがんだ性的認知や性への期待を修正する

性的問題行動をやめられない者は、その行動に関連したゆがんだ認知や期待を抱いていることが多い。たとえば、「痴漢をされて喜ぶ女性もいる」「痴漢をするとストレスが発散できる」などである。

私はかつて刑務所内で、痴漢で受刑している者四八名を対象に調査を行ったことがある。

そのとき「痴漢をされて女性がじっとしているのは、嫌がっていないからだと思うか」という問いに対し、実に過半数の五六％の者が「はい」と回答した。

先にも述べたが、このようなゆがんだ認知は、本人の無意識的な価値観が反映された思考の癖のようなもので、本人はそれに気づいていない。したがって、第一に自分のゆがんだ思考の癖に気づくことが重要となる。

性的問題行動の治療では、こうした問題のある認知を見きわめて、それを別の認知で無理やりに置き換えるという方法を実行する。これを認知再構成法と呼んでいる。

たとえば、「痴漢をされて何も反応しないのは、ＯＫのサインである」という認知を有している者がいたとする。この患者さんに、「ほかに考えられる可能性はないか」と再検討の指示をして、いくつでも別の考え方をリストアップしてもらう。

次に、それを発表してもらい、集団で意見交換をする。そこでは、私が意見を言うこともあれば、女性のセラピストがいた場合は、女性の考え方を代表して意見を言うこともある。こうしたプロセスを経て、最も適切な認知に置き換えていくのである。

⑦代替行動の学習を行う

引き金を避けることは、治療のなかで最も重要な要素であるが、それと同じくらい重要なことは、何らかの望ましい行動を積極的に継続することによって、リスクの低減を図るということである。

たとえば、毎日家族と一緒に食事をする、夜一一時までには就寝する、週三回運動をするなどである。これらの行動をワークブックにリストアップし、あらかじめ決めたとおりに実行したか否かを、毎日○△×などで記録して、達成度を視覚化する。

われわれは、これらの行動を「いかりの綱」と呼んでいる。つまり、これらを自分という「船」を港にしっかりとつなぎとめておいてくれるロープにたとえ、継続的に実行することで、今の健全な生活を着実なものする。「船」が、フラフラと沖へと流れてしまわないようにするのである。これは、覚醒剤治療プログラムのなかで、アメリカの心理学者オバート（Jeanne Obert）らが用いたアイディアを援用したものである。

毎晩、青・黄・赤のシールを貼るときに、「いかりの綱」の行動の実行度合もまた記録する。計画どおりに実行できていればよいが、△や×印が続いているようなときは、シールは黄色となるだろうし、ロープが緩んで船が沖へと漂流しているかもしれない。

このようにして、各自の「危険度」を視覚化し、黄色シールや×印が増えているときは、危険な状態にあることを自覚したうえで、何らかの対処をすることを促すのである。それによって、「赤」になることを確実に防止できるようになる。

⑧周囲のサポートを活用できるようにする

性的問題行動の再発を防止するために、自分の力だけでは限界があること、自分自身を信頼しすぎないことの重要性を知ることもまた重要である。家族や友人から得ることのできる具体的なサポートを考え、それを依頼できるようにする必要がある。

これまで説明した多くの対処法は、一人で実行するよりも、周囲の力を借りたほうがはるかに効果的で確実である。一人でスケジュールを立てるよりは、家族と話し合って理想的なスケジュールを立て、それを家族や病院のスタッフがチェックすることが望ましい。

引き金を避けるための方法にしても、たとえば通勤電車に一人で乗るよりも、可能であれば家族や同僚と一緒に乗るほうが安全である。渇望が起きたときは、自分でどうにかしようとするよりも、家族に電話をしたり、自助グループの仲間や病院のスタッフに電話したりすることが、より望ましい。

性的行動というのは、プライベートな問題であるので、家族や友人にその内容を話したり、治療について話をしたりすることを躊躇《ちゅうちょ》する人も多い。しかし、問題行動が明るみに出たことによって、それはすでに個人の問題ではなくなっている。だとすると、問題の克服のために、家族やパートナー、友人や仕事仲間などのサポートを得ることへの敷居は低くなっているはずである。

痴漢外来の治療プログラムにおいても、家族を対象にした心理教育を行っている。そこでは、家族に対し、性的依存症とはどのような病気なのかという解説をするとともに、治療内容について具体的に説明する。そして、具体的にどのようなサポートが効果的かということを理解してもらい、より効果のあるサポートを提供するように依頼するのである。

さらに、当人の性的問題行動によって、家族自身が深く傷ついていることもあり、その心理的ケアも重要である。

たとえば、夫が痴漢で逮捕された妻にとって、夫が性犯罪者だとわかったというショックには相当なものがある。夫がよその女性に対して性的行為に及んだのであるから、裏切られた気持ちを抱くことも多い。しかも、夫が勾留されている間、多くの場合、被害者に謝罪に行くのは妻のほうである。妻には何の落ち度もないのに、被害者やその家族から責められ、自分に責任があったのではないかなどと思い詰めることもある。

ほかにも、当人の親、子どもなど、それぞれに異なる精神的ショックや苦悩を抱える場合がある。こうした家族に対して、きめ細やかで継続的なサポートが必要となる。

4　依存症治療はコミュニケーション

†治療の基盤

ここまで述べてきたことは具体的な治療の内容であるが、どのような効果的な治療であっても、その基盤においては、人と人とのかかわりやコミュニケーションが非常に重要である。どんなにすばらしい治療プログラムがあっても、それを実施する治療者が終始仏頂面であったり、コミュニケーションが下手であったりすると、治療の効果が発揮されないのは当然のことである。

心理療法とは、つまるところ、治療を目指した「人と人とのコミュニケーション」なのである。性的依存症の治療を行ううえで、特に重要な基本的ポイントは以下の三つである。

①相手を一人の人間として尊重する

治療場面で重要なのは、「人と人とのコミュニケーション」であると述べた。相手が、性犯罪者であっても、それは同じである。むしろ、通常の治療以上にこれに留意する必要がある。というのも、相手は治療を受けるにあたって「どんな扱いを受けるのだろう」「批判されたり、非難されたりするのだろうか」「何を聞かれるのだろうか」などという不安や羞恥心を抱いているのが通常だからである。

このため、治療の現場は居心地の良い場所である必要がある。そうでないと治療が長続きしないからだ。依存症の治療には、長い年月を要することが普通である。私は新しい患者さんには、少なくとも二年は通院するように言っている。そして、その後は自助グループなどに移行して、生涯にわたって何らかのケアを受けることを勧めている。依存症は、慢性疾患だからである。

「強化の原理」で述べたように、人間の行動は、それに「良い結果」が伴うとその頻度が増加するというシンプルな法則がある。これは治療という行動にもあてはまる。つまり、治療を受けて、それが心地良いものであったり、良い学びが得られたりすると、治療に通うモチベーションが高まり、定期的に通うことができるようになる。これは自然なことである。誰だって嫌な思いをするために、毎週継続的に病院に通おうとは思わない。

ここで再び誤解のないように強調しておくが、これはなにも性犯罪を許容して、甘やかしているわけではない。性犯罪は憎むべき犯罪であり、それは断じて許容できないものである。しかし、過去の犯罪や自身の行動を悔やみ、心から反省し、もう二度と同じ過ちを犯さないようにしたいと願っている人々を受け入れること、そしてその決意や努力に対して敬意を払いながら、支援を続けることは、治療者の重要な役割である。

自業自得と言えばそのとおりであるが、これまでさまざまなところで非難され、批判されてきた彼らにとって、もう一つ非難される場所を増やしたところで、何も変わらない。社会のなかに一つくらい受容され、支えてもらえる居場所があることが、彼らが前向きに治療に取り組むうえで重要なのである。

治療において、彼らは一人の人間としてその価値を認めてもらえることで、心からの反省を深め、円滑な社会復帰に向けての努力を続けることができるようになる。

しかし、ここで注意すべき大事なことがある。それは、治療者は、相手を受容することと、迎合することをはき違えないようにするということである。たとえば、相手を受容しようとするあまり、犯罪を正当化したり、被害者を責めたりするような発言を認めてしまったり、スルーしたりすることはけっしてしてはいけないことである。このような場合は、はっきりと不同意を示したうえで、なぜ受け入れられないのかをきちんと話し合うことが必要になる。

②治療目標はよりよい人生

当然のことながら、依存症の治療は、何かを「やめる」ことに焦点が置かれる。しかし、「あれをやってはダメ」「これもダメ」という息苦しさだけでは治療は長続きしない。NOばかりを突きつけられるなかで、DOについて考えることも重要である。

つまり、問題行動をやめるために、何を「しないか」を考えて実践を続けるなかで、今度は、どのようなことが「できる」か、どのようなことを「したい」かについて考えるのである。このことは、これまで性的衝動に支配され、がんじがらめになっていた人々にとって、それを乗り越えた後の人生の可能性を見つけることにつながる。

それまで好きで耽溺《たんでき》していたことを「やめる」のであるから、治療の初期には苦しさやつらさが伴うのが普通である。しかし、それを「やめる」のはつらくて悲しいことではなく、やめたからこその自由があり、新しい人生が開けるのだという希望を持つことが重要になってくる。これ以上人を傷つけることなく、後ろめたい思いをすることもなく、生きていくことは、つらく悲しいことではないはずである。

このように、依存症の治療は、何かをやめる（NO）ことだけを目標とするのではなく、やめたあとに何をしてどのような人生を送るのか（DO）を見つけることこそが目標となる。もちろん、それには償いや反省、信頼の回復、関係の修復、そして自尊心の回復などの課題も含まれる。これらもすべてＤＯである。

こうしたことはすべて、自分を大事に思うことができないと、実行することはおろか、考えることすら困難になる。反省を続けることと、自尊心を取り戻すことは矛盾しないし、実はそれこそが再犯を繰り返さないために重要な課題の一つである。

性犯罪者など一生みじめな人生を送ればよいと考える人もいるかもしれない。しかし、そのような考え方や社会のあり方こそが、性犯罪の再犯を生む土壌となることを知ってほしい。

③けっしてあきらめない

一〇年あまりの痴漢外来の実践のなかで、忘れられない患者さんがいる。ユタカさんという四十代の男性で、軽度の知的障害があり、痴漢で三度の受刑歴があった。彼は三度目の刑務所出所後に、福祉事務所からの紹介で治療につながった。そして、痴漢外来の「一期生」となった。

当時、私は刑務所では性犯罪者治療の経験があったが、塀の外での治療は初めてであった。刑務所で「性犯罪治療プログラム」が始まった当初は、受講する受刑者が厳密にスクリーニングされ、受講に適すると判断された者しか受けることができなかった。たとえば、刑期が短かったり、受刑態度が悪かったりする受刑者は対象外となる。精神障害や知的障害のある者も対象外となる。

しかし、病院ではそのように患者さんを選んでいるわけにはいかない。病気で受診した患者を病院が選り好みしたり、治療拒否したりすることは、倫理的に許されることではない。したがって、ユタカさんも痴漢外来の最初のメンバーとして受け入れたのである。

しかし、ユタカさんの治療は初回から大変だった。まず、五分としてじっと座っていることができない。立ち上がってうろうろと歩き回ったり、部屋の外に出ようとしたりする。また、ワークブックの内容を理解することも難しい様子である。

これを見た院長が、彼の参加を取りやめたほうがいいのではないかと考えた。私も治療反応性原則から見て、認知行動療法には適さないのではないかと判断して、受講を見合わせてもらうことにした。しかし、数カ月後に彼はまた戻ってきた。本人が「受けたい」と強く希望したのだという。

私は彼の意思を尊重するとともに、その意欲を褒め、参加を歓迎した。とはいえ、やはりなかなか落ち着いて受けられない様子だったが、今回は病院のスタッフが彼の横について、細やかなケアをしてくれた。

ワークブックは、毎回参加者が順番に音読していくのだが、私は最初、彼にあてることを躊躇した。しかし、読み書きはできると聞いていたので、比較的短い部分を選んで、「次を読んでもらえますか？」と尋ねてみた。すると、彼はためらうこともなく「はい」と答え、つっかえつっかえではあるが、何とか短い部分を読むことができた。漢字が難しいところは、隣に座ったスタッフが小声で教えてくれていた。

こんなことがあった次の回、また同じように別の短い部分を読むように頼んだ。すると、今回は前回以上にスムーズに読むことができたので驚いた。見ると、テキストには漢字のところにルビが振ってあり、スタッフと事前に読む練習もしたとのことであった。

次第にじっと座っていられる時間も延びてゆき、読むのも上手になっていった。しかし、やはり内容の理解は、おぼつかないところがあった。ワークブックには、いろいろな質問が用意されており、それに対する答えを書き込んで、発表し合うのであるが、特に抽象的な質問に答えることが難しいようであった。

だとしても、彼なりに真摯に取り組む姿に私は毎回感銘を受け、たとえ答えるのが難しそうな問題であっても、彼だけスキップすることはせず、ほかの人と同じように、答えを発表してもらった。そして、少々的外れの答えであっても、「なるほど、そうですね」「そのとおりですね」などと、彼の取り組みを褒め続けた。

そうしたなかで、「引き金」の対処に取り組んでいたとき、彼のなかに大きな変化が起こった。電車内で痴漢を繰り返していた彼にとって、最大の「引き金」は言うまでもなく満員電車である。それは彼自身にもわかっていた。そして、その対処を考えるなかで、彼は「電車が混んできたら、急いでいても降りる」という対処法を思いつくことができた。もちろん、それは素晴らしい対処法であるので、「よく思いつきましたね」「それはとてもいい方法ですね」と褒めて、強化した。

するとその後のセッションで、トピックや質問が違っても、彼はいつも「電車が混んできたら、急いでいても降りる」と答え続けるようになった。でも私はそれでいいと思った。彼にとって、この答えは「呪文」のように効いていたからだ。なので、彼が呪文を唱えるたびに「いいですね」「素晴らしいですね」と褒め続けた。

実際、日常生活のなかでも、ユタカさんはそれを実践することができていた。たとえば、カレンダーのシールの点検をしていたとき、「黄色」になったと報告したことがあった。普段電車に乗ること自体できるだけ避けていたし、乗らなければいけないときは親や友人と一緒に乗ることを心がけていたのだが、この日はどうしても一人で乗らなければいけないことがあって電車に乗ったのだそうだ。すると、夕方の時間帯ということもあって、電車が徐々に混んできたのだという。彼は、用事に遅れるかもしれないと思いながらも、心のなかで呪文を唱えて、そのとおりに行動した。シールはたしかに「黄色」だが、その

「引き金」への対処は満点だった。もちろん、私はその努力を褒めて、今後も継続するように促した。

こうしたことを繰り返していくうちに、正直なところ、何度か危ない場面もあったが、一〇年間、再犯にまでは至ることがなかった。さらに、新しく来た患者さんに、治療プログラムのルールを説明してあげたり、進んで部屋の片づけをしてくれたりして、いつの間にか古株のリーダーのようになっていた。何より感心したのは、毎回無遅刻で、しかもほぼ皆勤賞であったことだ。

ところが、一〇年が過ぎた頃、彼は体調を崩して、入退院を繰り返すようになった。しばらくぶりに会うとびっくりするほど痩せてしまっていたが、それでも体調が許すときは、治療セッションに顔を見せてくれた。

しかし、身体の病気のほうの治療は功を奏さず、残念なことに五十代という若さで亡くなってしまった。

彼の人生は幸せだったのだろうか。今でもふと、彼を思い出しては考えることがある。そのなかで一つだけ私に言えることは、刑務所のなかではなく、病院で家族に看取られながら最期を迎えることができたのは、本当に良かったということである。そして、一〇年の長きにわたって、例の呪文を唱えながら、過ちを繰り返すことを回避し続けた彼の不器用な努力に、心のなかで手を合わせ続けている。
ユタカさんは何より大切なことを私に教えてくれた。それは、どんな患者さんが来ても、こちらがけっしてあきらめてはいけないということである。

†痴漢外来のエビデンス

性犯罪への認知行動療法（リラプス・プリベンション・モデル）の効果は、たびたび検証されてきているが、それらはすべて海外での研究である。現時点で、わが国での臨床研究は、われわれの研究グループが報告したものしかないのが現状である。

われわれの研究では、一四〇人の性依存症患者を、認知行動療法を受けてもらうグループと、治療待機グループに分けて効果を検証した。治療待機群は、別の部屋で性的問題行動とその対策に関する自由討議をしてもらった。そして、一年間の再犯の有無を調べた。

その結果、研究期間中の再犯率は、どちらのグループも二・九％と非常に少なかった。法務省の調査では、痴漢の再犯率は三一・三％、盗撮は二七・三％である。ただし、フォローアップは五年間である（とはいえ、再犯者の半数は一年以内に再犯をしている）。フォローアップ期間が異なるので単純に比較はできないが、どんな形であれ治療につながれば、再犯を大きく抑制できる可能性が示されている。

また、この二グループ間で再犯率には差がなかったが、認知行動療法グループのほうが有意に優っていた点が二つある。まず、認知行動療法グループは、平均治療出席回数が有意に多かった。具体的には、認知行動療法グループが二四回中一七・六回であったのに対し、治療待機グループは九・六回であった。

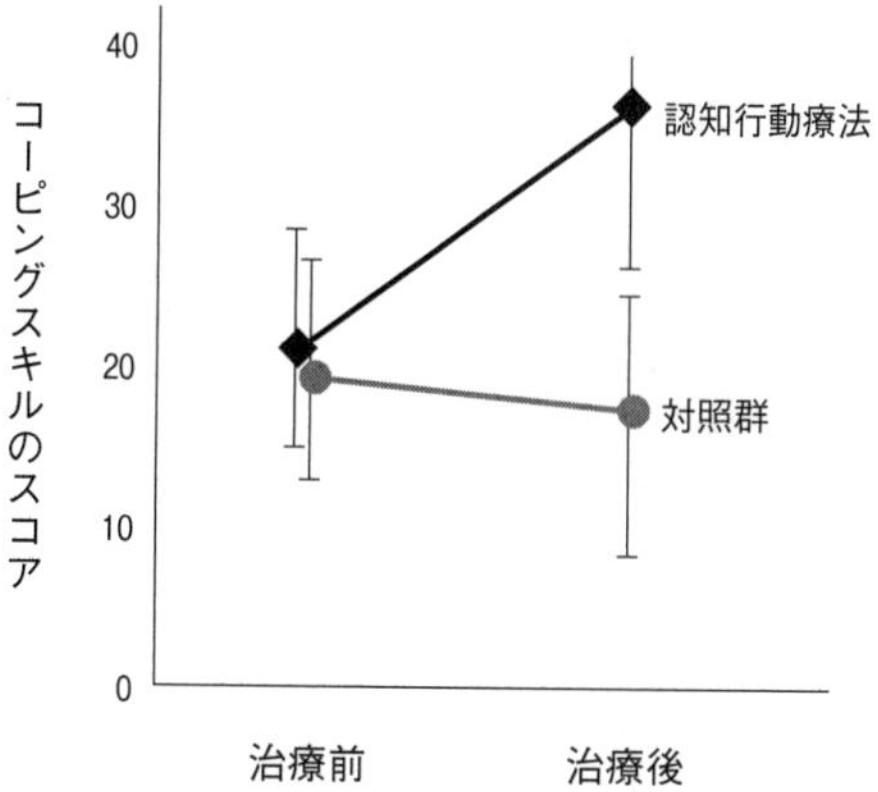

図4－5　コーピングスキルの変化

出典：Harada (2017)

もう一つは、治療終了後の時点で、認知行動療法グループの患者さんのコーピング・スキルが有意に改善されたということである。これまで説明してきたとおり、認知行動療法の治療の焦点は、性的衝動や行動をコントロールするためのスキルを訓練することが中心であるから、この結果は治療のなかでわれわれが意図したことが達成できたということを示している（図4－5）。

5　依存症治療と薬物療法

†薬物療法

本章の最後に、性的依存症に対する薬物療法に関しても少し触れておきたい。最初に述べておかなければならないことは、現時点で依存症そのものを治す薬はないということである。したがって、薬物療法はあくまでも対症療法的に用いられている。

性的依存症の薬物療法において、最も多くのエビデンスがあるのは、抗男性ホルモン薬である。先に紹介したレーゼルらによるメタアナリシスでも、抗男性ホルモン薬の効果は、認知行動療法よりもやや大きいことが示されていた。また、マッケンジーによるメタアナリシスでは、薬物療法の効果量は、認知行動療法の約二倍もあった。

抗男性ホルモン薬を、性犯罪をはじめとする性的依存症に用いる理屈は単純である。それは、男性の性的欲動は男性ホルモンによって支配されている点が大きいからである。性的依存症の経過に関するところでも述べたように、発症は二十代が多く、五十代になると鎮静化することが通常である。つまり、それぞれ生物学的に男性ホルモンの分泌が増加する年代と減少する年代に相当している。

だとすると、薬物によって男性ホルモンの働きを抑えることができれば、性的欲動も抑制され、症状も落ち着くのではないかということである。実際、抗男性ホルモン薬の投与によって、性的欲求の低下、勃起の抑制などが生じることがわかっており、「化学的去勢」などと呼ばれることもある。

本来この薬は、男性ホルモンが発症に影響する前立腺がんや前立腺肥大症などの治療に用いられるものであり、わが国では性的依存症の治療に対して認可されていない。また、使用するにしても、肝機能障害などの副作用のことも考える必要がある。

海外では、アメリカ、フランス、韓国などで、性犯罪者の治療として用いられている。一方、効果があるといっても、そもそも本人が服薬を遵守しなければ、その効果は期待できない。さらに、人間の性行動は動物とは違って、ホルモンの働きだけに影響を受けるものではなく、社会的要因の影響も大きい。したがって、薬物療法だけを過信することは危険である。

†抗うつ剤

もう一つ、性的依存症の治療において効果が期待されている薬物に、抗うつ剤がある。言うまでもなく、抗うつ剤は、うつ病の治療薬であるため、性的依存症の治療に対して認可されているわけではない。

抗うつ剤にはその副作用として、性機能全般に対する抑制的な作用がある。具体的には、性欲減退、勃起障害、射精障害などが起こりやすい。このため、抗うつ剤の副作用を、性的依存症に対する治療に用いることが期待できるのである。実際、海外のいくつかの国では、抗うつ剤が性的依存症の治療に用いられている。

現時点でわが国では、性的依存症に対して、直接的に抗うつ剤を使うことは難しい。しかし、依存症全般に言えることであるが、依存症患者には、うつ病や不安障害などの併発が多いため、それらの症状に対して処方され、使用されることが多い。

一方、抗うつ剤のなかには、強迫性障害に対して認可されているものもあり、その場合は、性的な強迫思考や強迫行動に対する効果が期待できる。

このように、抗男性ホルモン薬や抗うつ剤など、性的依存症に用いることのできる薬の候補はいくつかある。しかし、現時点でわが国では、性犯罪をはじめとする性的依存症そのものに対して認可された薬物はない。しかし、治療効果を考えたとき、認知行動療法に加えて、服薬遵守や副作用等をモニターしながら薬物療法を実施することを、選択肢の一つとして検討していくべきであろう。

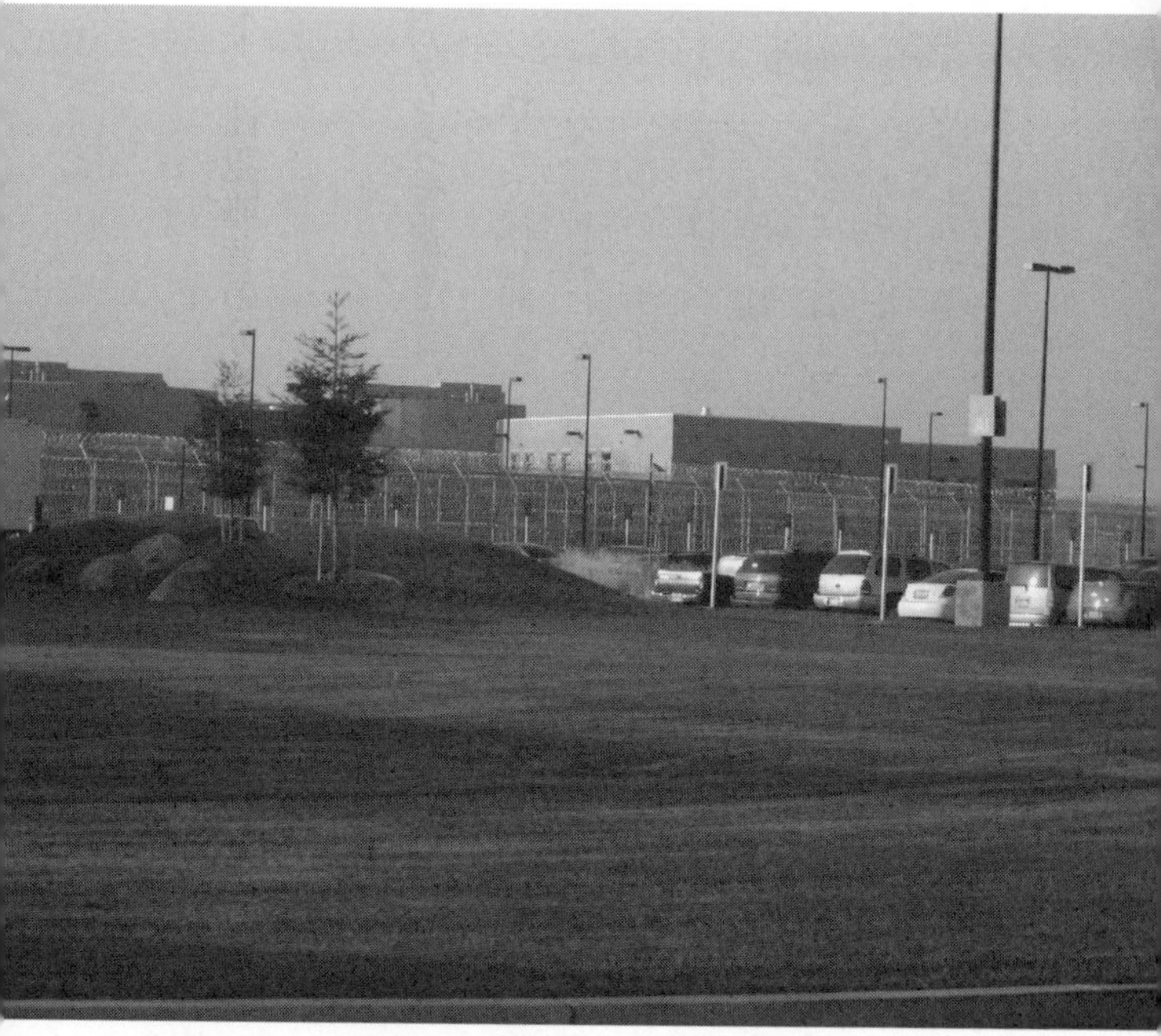

第五章
ハイリスク性犯罪者への対処

カリフォルニア州にあるコアリンガ州立病院。収容された性犯罪者は、一生をここで過ごすことになる。

1　性犯罪者の分類

†ハイリスク性犯罪者とは

これまで性犯罪を中心に、性的依存症に対する診断と治療の概要を説明してきた。これら性的問題行動に対する科学的な対策は、着実に進歩しており、確実な効果を上げている。

しかしその一方で、治療の効果はまだまだ限定的で、残念ながら一〇〇%の効果を保証するものではない。特に、多くのリスクファクターを抱え、犯罪性や粗暴性の大きな「ハイリスク性犯罪者」の存在は、われわれの社会に大きな不安を投げかける。

彼らは数こそは少ないが、反省や改悛《かいしゅん》の情が見られず、繰り返し性犯罪に及ぶ危険性が大きい。おそらくは、サイコパスのような危険なパーソナリティを有し、攻撃性が顕著で、他人の苦しみが喜びであるような人々である。

たとえば、先に紹介した「奈良女児殺害事件」では、犯人は被害者を誘拐したうえで、殺害し、母親に犯行メールを複数回にわたって送りつけていた。公判では、「反省する気持ちも更生する自信もない」などと供述したという。さらに、本件の前にも、女児に対する性犯罪で受刑歴があった。

彼はまた、「第二の宮﨑勤か宅間守になりたい」と述べたという。

宮﨑勤とは一九八八年から八九年にかけて、東京や埼玉で四人の幼女が犠牲になった「連続幼女誘拐殺害」事件の犯人である。宮﨑は、四歳から七歳の女児を誘拐し殺害したうえで、遺体を損壊して、遺骨の一部を犯行声明とともに被害者宅や新聞社などに送りつけたりもした。さらに、遺体の一部を焼いて食べたとも言われている。

このようなハイリスク性犯罪者に対して、いかなる対処をすべきだろうか。ここに挙げた二人は、いずれも死刑が執行されている。しかし、凶悪な事件を起こしても、死刑にまではならないケースはいくつもあるだろうし、本章の後半で紹介する連続強姦事件の加害者のように、いつかは刑を終えて社会に出てくる者がいる。

結論を先に述べると、このようなケースに対しても、刑罰に加えて治療を実施することが、現時点でのエビデンスを見れば、最も妥当な方法であると言える。治療効果はもちろん万全ではないが、それでもＧＰＳによる監視のようなアプローチに比べると、明らかに再犯抑制効果が大きいからだ。

言うまでもなく、このような性犯罪者は、痴漢外来での事例とは大きくかけ離れている。

したがって、治療を行うにしても、はるかに強力で密度の濃い治療を実施する必要があるだろう。

本章では、「性犯罪と闘う科学」をより多角的に考える意味で、こうしたハイリスク性犯罪者について、治療以外の対策の検討も含めて、諸外国の例も参考にしながら考えてみたい。

†性犯罪者の多様性

ここでまず留意しておく必要があることは、一口に性犯罪者と言っても、そこには多くのバリエーションがあり、とても多様な人々であるということだ。これは重要な事実であるが、しばしば忘れられてしまいがちである。

たとえば、痴漢外来に通って、かつての過ちを真摯に反省しつつ、自分の問題をどうにか克服しようとしている人たちと、今述べたようなハイリスク性犯罪者とは、その危険性も治療可能性も大きく異なる。

これまで述べてきたように、法務省の調査では、性犯罪のなかでも痴漢、盗撮のようなパラフィリアタイプの犯罪は同種再犯率が高いが、痴漢外来では、治療を受けながらまったく再犯をせずに過ごしている人が大多数である。

また、一般の認識とは異なり、データを見る限り性犯罪自体はけっして増加しているわけではなく、性犯罪者による同種再犯率も他の犯罪に比べて高いとは言えない。

とはいえ、同じ法務省の調査では、犯行時三〇歳未満である者、性犯罪保護処分歴がある者（少年時の性非行）、被害者に同性が含まれる者、精神障害のある者の再犯率が高いことがわかっている。これは第三章で紹介したStatic-99の項目と大部分が合致するし、欧米での先行研究とも概ね一致する結果である。

重要な点は、こうしたバリエーションを無視して、いたずらに危険を煽ったり、不安を高めたりすることは慎むべきだということである。

†性犯罪者の四つのタイプ

ハンソンは、これら多様な性犯罪者のタイプを四つにまとめて記載した。その概要は表5-1のとおりである。上の二つのタイプは、痴漢外来でよく見るタイプである。いずれも、過去には罪を犯したが、現在は性犯罪を回避したいとの思いが強く、そのために受診している。治療前は、性犯罪をやめたいと思いながらも、自らの性的欲求や行動を統制できず、犯行を繰り返したり、繰り返しはしないまでも不安定な状態にあった。

これらの場合、必要な対処は、欲求や行動を統制するためのスキル訓練を中心とした治

表5-1　性犯罪者のタイプ

犯行パターン	自己統制のタイプ	特　徴
回避受動型	統制力不足	性犯罪をやめたいとの思いはあるが、統制ができない
回避積極型	不適切な統制	性犯罪をやめたいとの思いはあるが、誤った統制をしている
接近自動型	統制力欠如	認知的・行動的問題が大きく、刺激に誘発され衝動的に犯行に至る
接近確信型	統制の意図がない（逆に十分に統制の取れた犯行をする）	確信と十分に練られた計画によって性犯罪に至る

出典：Hanson et al.（2009）

療を実施することだ。第四章で説明したリラプス・プリベンション（再発予防）・モデルに基づく治療を行うことが最適であり、それによって再犯の抑制が相当程度可能になる。

次の「接近自動型」というのは、犯行をやめたいという意思は強くなく、欲望の赴くままに、性犯罪を繰り返しているタイプである。まさに、性的スイッチが入ると、自動的に性犯罪に赴くタイプだ。

痴漢外来の患者さんのなかには、かつてはこのタイプであった人もいる。それが何かを契機として反省し、「接近」から「回避」へと変わっていったのである。

このモチベーションの変化にはさまざまな要因が影響している。逮捕や受刑、解雇や離婚といった直接的なネガティブな結果を被って初めて、「やめなくては」という気持ちになるパターンが一番多い。

あるいは、そのようなネガティブな経験はなくても、「こんなことをいつまでも続けていてはいけない」「自分はこんなことをするために生まれてきたのではない」などの内発的な動機から、治療を受けるに至った人々もいる。

したがって、「接近自動型」の人々に対しては、「性犯罪は治療可能である」ということを広く伝えて、早く自分の問題性に気づかせ、治す手段もあるのだということを知ってもらうことが大切である。これは、われわれ治療提供者に課せられた重要な使命であるし、本書の目的の一つもそこにある。

また、本人にはまだ完全にモチベーションが整っておらず、問題に気づいた周囲から半ば強制的に治療に連れて来られたような人もいる。刑務所でも、治療を受けることが受刑者の義務であり強制的な側面が強いが、本人の側にはモチベーションが小さい場合が少なくない。これはどのような依存症治療でも、めずらしいことではない。

権力を背景にして、力ずくで犯罪者に反省することや変わることを強いても、それはけっして成功しない。このようなケースで動機づけを高めるために、動機づけ面接という方法があることを紹介したが、これには数多くのエビデンスが集積されている。そのため、アメリカなどでは刑務所の職員や保護観察官の多くが、その研修を受けている。

とはいえ、それにもやはり限界がある。

表5-1に挙げたなかで一番問題が深刻で、治療の効果も期待できそうにないのが、表の一番下の「接近確信型」である。彼らは、十分に計画を練ったうえで、ただ自らの性的欲求を満足させるためだけに、あるいは他人を害するためだけに、性犯罪に及ぶ。そして、それに対しては何の良心の呵責もない。衝動的な犯行ではなく、考え抜かれた計画に沿って犯行に赴くので、逮捕に至ることも少ない。まさにサイコパスと呼ぶにふさわしい人々なのかもしれない。

このように、確信的に卑劣な性犯罪を繰り返す人々に対して、われわれは何か有効な対策を講じることはできるのだろうか。ここでは、治療以外の対策についても、エビデンスを見ながら、その効果を検証してみよう。

2 隔離、監視、厳罰化——治療以外の対策の有効性

†現代の流刑

ハイリスク性犯罪者対策の一例として、アメリカの取り組みを紹介したい。日本の刑務所に性犯罪者治療を導入して間もない頃、私は法務省の視察団を率いて、海外の性犯罪者治療の実情を視察したことがある。われわれが訪問した施設の一つが、カリフォルニア州にあるコアリンガ州立病院である。そこで見聞きした内容は、前著『サイコパスの真実』（ちくま新書）でも概要を説明したが、再度簡単に紹介する。

その州立病院は、名前こそ「病院」であるが、一般の病院とは大きく異なっている。まず、立地がカリフォルニアの砂漠地帯の真ん中にあり、アクセスがきわめて悪い。外来部門はなく、患者はすべて入院患者である。そして何より、患者全員が性犯罪者である。建物を見ると、高い外塀に取り囲まれており、塀の上には高圧電流が流れるケーブルが張り巡らされている。つまり、名前こそ病院であるが、実態は刑務所そのものだ。

しかも、ある意味で刑務所以上に厳しく、過酷な施設である。なぜならば、刑務所であれば、終身刑でもない限り、刑期が満了すればいずれ外に出ることができる。しかし、この病院には定められた入院期間はなく、事実上ほぼ全員が一生涯拘禁され続ける。つまり、この病院への入院は、現代における流刑と同じで、一度そこに行けば二度と元の世界に戻ってくることができないのである。

コアリンガ州立病院では、もちろん性犯罪者の治療をしているが、その大きな目的は治療よりも、危険な性犯罪者を一生涯拘禁しておくことである。これは、保安処分の性格を帯びている。保安処分というのは、わが国でもたびたび議論の的になる制度であるが、犯罪の危険性のある者をその危険性がなくなったと判断されるまで、拘禁する制度である。つまり、犯罪の結果としてではなく、「そのおそれがある」ということで拘禁するのである。

この病院に収容されている性犯罪者も、すでに刑務所で刑をきちんと務めている。刑期が満了となり、刑務所から釈放されるや否や、その隣にある「病院」に収容されたのである。そしてその病院は、一度入ったが最後、おそらくは死ぬまで外に出ることができない施設なのだ。病院は、刑務所のような刑事施設ではないので、ここでの拘禁は「民事拘禁」と呼ばれている。

カリフォルニアには、性犯罪者の民事拘禁のための病院が二つあり、私たちが訪れたのは、別の一つの病院が満員になって、新しくここがオープンしたばかりというタイミングだった。「退院」する患者がいないのだから、すぐに満員になってしまうのだ。

これまで民事拘禁を受けた者は、カリフォルニアだけで五〇〇〇人を超えている。しかし、満員になった最初の病院を含め、約半世紀の歴史の中で、退院することができたのはわずか数人しかいない。

ここに収容されるのは、性犯罪者であれば誰でもというわけではない。再犯の危険性が大きいと判断された「ハイリスク性犯罪者」がその対象である。カリフォルニア州では、それを「暴力的性犯罪者」(Sexually Violent Predator) と名づけている。

「暴力的性犯罪者」には、法律上の定義がある。それは、①過去に複数の被害者に対し性的暴力犯罪を行ったことがある、②子どもに対する性犯罪を行ったことがある、③将来も同様の犯罪を行う危険性がある、というものである。

†危険性と人権の狭間で

このようなハイリスク性犯罪者への対処は、世界中の国々が頭を悩ませている大きな社会問題の一つである。わが国でも、子どもに対する性犯罪など悪質な事件が起こると、メディアは連日センセーショナルに報じ、世論も感情的な反発をする。

カリフォルニアの基準にあったような性的暴力犯罪を繰り返している者、子どもに対する性犯罪を行った者などの存在は、社会に対するインパクトがきわめて大きく、被害者はもちろんのこと、われわれの心のなかに大きな恐怖心と嫌悪感をかき立てる。社会から追放して、一生閉じ込めておいてほしいという気持ちになるのも理解できる。

しかし、ここでまず留意すべき重要な点は、「危険性の予測」の精度である。カリフォルニアの民事拘禁で「将来も同様の犯罪を行う危険性がある」という第三の基準は、はたしてどれだけ正確で信頼がおけるものなのだろうか。第三章で性犯罪者のリスクアセスメントについて説明したが、現在のところ最も優秀なアセスメントツールを用いても、予測精度は八〇％弱であった。

これが現時点でのエビデンスであり、科学の限界でもある。このエビデンスをもとにすると、単純に考えて民事拘禁されている五〇〇〇人のうち、一〇〇〇人は再犯をしないということになる。これは、いくら何でも収容の基準が緩すぎるのではないだろうか。

一生拘禁しておけば、その間犯罪を行うことは実質的に不可能であるから、当然ながらその再犯防止効果は明確である。その一方で、再犯しない可能性が大きいケースまで、一生涯拘禁しておくということには、重大な人権上の問題があることを考慮する必要がある。

さらに、もう一つの問題として、コストのことも考えなければならない。カリフォルニア州では、一人の性犯罪者の民事拘禁にかかるコストは、年間約二〇万ドル（約二二〇〇万円）と見積もられている。五〇〇〇人では一〇億ドル（約一一〇〇億円）である。

これもまた、安全のために必要な投資であり、金には代えられないという意見もあるだろう。その一方で、やはり費用対効果が低すぎるという意見もあるだろう。危険な性犯罪者への対策は、これらさまざまな観点から、冷静に議論する必要があることは間違いない。

危険な性犯罪者に対する対策のなかで、わが国でもしばしば議論になるのが、GPSなどによる電子監視である。

†GPSによる電子監視

性犯罪者の電子監視は、アメリカ、フランス、韓国などで導入されているが、世界的に見てこの施策を取り入れている国は、これらごく少数しかない。わが国でも、世間の耳目を集めるような性犯罪が起きるたびに、GPSによる電子監視の導入が話題にはなるが、時間とともに関心が薄れていく。

こうしたラディカルな政策を提案したり、支持したりする人には、二つのタイプがある。一つは、世間の注目を集めることには関心があるが、性犯罪対策自体には大して関心のないポピュリスト政治家やコメンテーターなどである。もう一つは、単に感情的に反応しているだけで、一時の感情が冷めれば、やはり性犯罪対策など真面目に考えたこともない無責任な一群の人々である。

GPSによる監視についても、人権上の観点から反対意見が出されることが多い。特に、刑を終えて刑務所を出所した人に対し、出所後も自由や人権を制限するような「処分」を科すことには大きな問題がある。先に説明したように、性犯罪者の再犯リスクは、誰でも同じように大きいわけではなく、皆が皆危険だというわけではないからだ。

そして、何よりも重要な点は、GPSによる電子監視に再犯抑止効果があるということが、きちんとした学術論文や政府報告などで報告されたことが、これまでただの一度もないということである。つまり、電子監視は、三〇年以上にわたって実施されているにもかかわらず、再犯抑止効果に関する明確なエビデンスがないのである。

具体的な研究の一例を挙げると、アメリカの刑事司法学者レンゼマ（Marc Renzema）とメイヨ－ウィルソン（Evan Mayo-Wilson）は、電子監視の再犯抑止効果についてのメタアナリシスを実施している。それによれば、電子監視は再犯の抑制には、ほとんど効果がないことが見出されている。

性犯罪者の多様性を無視して、すべてをひとくくりにして同じような対処をするという考え方には賛成することはできない。しかも、このようにエビデンスがなく、人権上の懸念もある施策を、税金を投じて導入する理由は見あたらない。それは一時的な鬱憤《うっぷん》晴らしや不安の解消にはなるかもしれないが、それだけのことである。

†性犯罪者登録

わが国で実際に導入されている性犯罪者対策の一つに、性犯罪者登録がある。これは、国レベルの対策ではなく、大阪府や福岡県が条例として定めたものである。

大阪府は、二〇一二年に「大阪府子どもを性犯罪から守る条例」を公布し、五年後の二〇一七年に施行した。この条例では、子どもに対する性犯罪を行った者が、刑期満了の日から五年以内に大阪府に住所を定めた場合、氏名、住所、生年月日、罪名などを知事に届け出ることを義務づけており、罰則規定もある。

海外では、もっと過激な方法を実施している国がある。アメリカでは、子どもを対象とした性犯罪を起こした者について、その顔写真、氏名、住所、犯罪の内容などを登録し、近隣住民がそれらの情報にインターネットでアクセスできるようになっている。つまり、登録だけでなく、登録された情報を公開しているのである。

一九九四年に施行されたメーガン法という法律によって性犯罪者の登録が行われるようになり、次いで一九九六年のジェイコブ・ウェッターリング法によって登録された性犯罪者情報の公開が行われるようになった。これらの法律の通称は、いずれも被害者の名前にちなんでいる。二〇〇六年現在、全米で約五六万人の性犯罪者が登録されている。

まず、性犯罪者登録と公表に関しては、やはり人権の問題を考える必要がある。アメリカの制度では、刑に服した後も一生涯、その犯歴が公表されるということになる。これは、本人の社会復帰や更生の障害ともなり、かえって再犯のリスクを高めてしまうのではないかとの懸念もある。

研究によるエビデンスを見ると、二〇〇〇年に行われたアイオワ州での調査によれば、登録・公開制度による再犯率の減少はわずか〇・五％であり、ほとんど誤差の範囲にとどまっている。また、コネチカット州の矯正当局は、メーガン法の効果を検証した結果、法施行の前後で再犯率にも被害者数にも有意な変化が見られなかったことから、法には何の効果もなかったと結論している。

このように、現時点では性犯罪者登録という対策も、その効果に関しては、ほとんどエビデンスがないということだ。

大阪府の場合、登録した元性犯罪者は、社会復帰のためのさまざまなサービスが受けられることになっている。その一方で、支援を委託された専門家はわずか四人しかいないなど、条例制定に携わった委員からも「取ってつけた感が否めない」と批判されている。つまり、さまざまなサービスはお題目にすぎず、「監視」という強権的な面への批判をかわすための方便ではないのかという疑念が拭えない。

さらに、実際的な問題として、条例がある大阪府から、別の都道府県に移動して犯罪に至るようなケースでは監視機能が働かず、このような「犯罪の転移」を防ぐことはできない。そもそも根本的な問題として、実際どれだけの者が正直に登録するのかどうか、その実効性も疑わしい。いずれにしろ、条例施行後のしかるべき時期に、きちんとした効果の検証と公表が必要である。

子どもを含め、人々を卑劣な犯罪から守ることは社会の責務であり、それは性犯罪であってもそれ以外の犯罪であっても同じである。しかし、ここで重要なことは、「その対策に効果があるのか」という点について、冷静に科学的な視点から考慮したうえで判断すべきだということである。

つまり、科学的エビデンスに基づいた、真に効果のある対策を講じなければ意味がない。感情的に反発し、過激な対策を講じたとしても、それは一時的に溜飲を下げる程度の効果しかないことを、再度強調しておきたい。

†性犯罪の厳罰化

性犯罪に対する罰則を引き上げ、厳罰化することも、危険な性犯罪に対する一つの対策である。わが国の性犯罪への刑罰は、二〇一七年の刑法改正で大きな変化があった。たとえば、かつての「強姦罪」が「強制性交罪」へと名称が変更された。これによって、それまで「強制わいせつ罪」として処罰されていた行為（たとえば、口腔性交や肛門性交）も、そこに含まれるようになった。

強制わいせつ罪であれば、多くの場合執行猶予になる可能性もあり、従前の刑罰があまりにも軽すぎた。したがって、これは厳罰化というよりは、刑罰の適正化と言ったほうがよいだろう。

また、強制性交罪の懲役の下限は、旧強姦罪の三年から五年に引き上げられたことで、よほどの酌《く》むべき事情などがない限り、起訴されれば執行猶予がなく、必ず実刑となることになった。

さらに、強姦罪や強制わいせつ罪は、従来は被害者が告訴しなければ起訴されない「親告罪」であった。これは被害を公にしたくないという被害者の気持ちを酌んでの被害者保護的な側面もあった。しかし、被害者が声を上げにくいことに乗じた「逃げ得」というマイナス面が大きかったため、これが撤廃された。

このように、全体の傾向は、厳罰化（適正化）の方向にあるものの、まだ不十分との意見も多い。たとえば、強制性交罪の懲役の下限が引き上げられたとはいえ、その上限は二〇年のままである。強制わいせつ罪の上限もまた、一〇年のまま変わっていない（下限は六カ月）。このような犯罪は、被害者に計り知れない大きなダメージを負わせるものであるのに、それでも二〇年や一〇年ですむのは軽すぎるという意見は、たしかにそのとおりであると思う。

また多くの場合、性犯罪は、密室で被害者と加害者しかいない場面で起こる事件であるため、立件や立証が難しい。そのため、捜査や裁判の過程で、「唯一の証人」として被害者が、いわゆる「セカンドレイプ」を受けることも少なくない。第七章で見るが、被害者への配慮はまだまだ不十分である。

さらに、強制性交罪が成立するには、「反抗を著しく困難ならしめる程度の暴行・脅迫」が必要とされている。しかし、加害者はしばしば「合意のうえだった」などと言い訳をして罪を免れようとするし、どの程度の暴行・脅迫がなされたのかは、明白な外傷などがある場合を除いて、後になってからは誰もわからなくなってしまう。この点についても、第七章で詳しく検討する。

このようなことを考えると、二〇一七年の刑法改正をもって、これでよしとするのではなく、今後も折に触れて、「罪と罰」が見合っているのかどうか、法の不備はないかなど、慎重に検討することが必要なことは言うまでもない。法改正にあたっても、施行三年後を目途に再検討することが盛り込まれたのはそのためである。

ただし、その一方でいたずらに厳罰化すればそれでよいというものでもない。先に述べたとおり、今回の刑法改正は、厳罰化というよりむしろ適正化だったと言える。しかし、あまりに厳罰化の方向に走りすぎることにも注意が必要である。なぜならば、第四章で説明したように、再犯防止という観点から、厳罰化は再犯を抑制しないどころか、再犯率をわずかではあるが高めてしまうというエビデンスがあるからだ。

†われわれに問われていること

ハイリスク性犯罪者に対するさまざまな対策について紹介したが、それらの対策にはどのようなものであれ、「改善更生」という側面と「社会防衛」という側面の二面性が抜きがたく存在する。

ときには「社会防衛」の側面が前面に出ることはある程度は仕方ないにしても、それぞれ利点と欠点とがあることをきちんと認識したうえで、その「効果」を科学的に検討することが必須である。

また、何をもって「効果」とするかによって、その判断は異なってくる。一時の不安や感情を紛らわせるだけの効果でよいのか、それとも人権を無視して社会防衛を前面に押し出した民事拘禁のような劇薬的効果を求めるのか、費用対効果はどう考えるかなど、「効果」と一口に言ってもさまざまなものがある。

言うまでもなく、一番真剣に考えなければならない効果は、性犯罪の抑制であり、被害をできる限り減らすことでなければならない。

このように、いかに「効果的に」性犯罪という問題に対処するか。この問いについての回答は、最終的にはその社会の価値観や成熟度などに左右される。そして、われわれ一人ひとりの意識や科学的リテラシーも問われることとなる。

3 ハイリスク性犯罪者が変わる瞬間

†再び治療に立ち返って

この章では、危険な性犯罪者への対処として、治療以外の方法を検討してきたが、いずれもその効果がほとんど見込めないものばかりであった。したがって、やはり私は、ハイリスク性犯罪者であっても、治療という対策を最優先するべきではないか、という意見に立ち返らざるを得ない。むしろ、エビデンスに導かれたリスク原則にしたがえば、リスクの高い者ほど治療が必要であり、強力な治療を実施すれば、ある程度の効果が見込めるからである。

一方、冒頭で述べたように、頼るべき治療も、その効果はまだまだ心もとないものであることも事実である。とはいえ、これが現在のところ最善の対策であることは間違いない。したがって、たとえハイリスク性犯罪者であっても、どのような治療をどのような方法で実施することが、より効果を高めることにつながるのか。それを真剣に考えながら治療を継続していくことが、現在取るべき方法なのではないだろうか。

そこで私が思い出すのは、ある受刑者との長年の関わりである。私は彼との関わりのなかで、治療の難しさを実感することがたびたびあった。しかしその一方で、それでもあきらめずに地道に治療を続けることによって、「人は確実に変わる」ということを教えてもらった。どんな厳しい罰よりも、どんな制裁よりも、人を変えるのは、人と人とのつながりだということを教えてもらった。

彼は、連続強姦の罪で、懲役一三年という重い刑を受けた。裁判で刑が確定したとき、彼は「自分の人生はこれで終わった」という気持ちとともに、そのような重い刑を科した裁判所や社会に対して大きな恨みの感情を抱いたという。

自分の犯罪行為による結果であるにもかかわらず、「一三年も服役させられたら、更生できるものもできなくなってしまう」と思ったという。自分が重大犯罪の加害者であるのに、一方的に周囲を責めて、あたかも自分こそが被害者であるかのような思いにとらわれていたのである。

その一方で、彼は受刑直後から、このような自分自身を治したいという強い気持ちも抱いていた。そのため、刑務所のなかで、独学で心理学の教科書を読んで勉強したり、刑務所内での「性犯罪再犯防止プログラム」を積極的に受講したりしていた。それに加えて、外部の専門家にも手紙を書いて、文通での指導を継続して受けていた。

私も彼から依頼を受けた者の一人である。当時彼は、すでに認知行動療法的な治療を一通り受けて、引き金とその対処、認知のゆがみと犯罪の関係、被害者への共感性の重要さなどについては、理解していた。

しかし、刑務所のなかでは、頭で理解することしかできない。そして、その理解が本当に身について、自分のリスクが下がったのかどうかを実感することもできず、彼は不全感と不安にさいなまれていた。

彼からの手紙を受け取って、私はこのような彼の率直な悩みに共感した。そして、受け取った長い裁判記録を読み、彼自身の自己分析などを聞いて、性犯罪に関連する大きなリスクの一つとして、感情の統制に問題があることを指摘した。また、先に指摘したような、自己本位的な認知のゆがみが、その感情と結びついていることも指摘した。

つまり、何事も自分本位に考えてしまう「認知のゆがみ」のため、常に世の中が自分の思いどおりにならないと気が済まないという状態に陥っていた。しかし、当然のことながら、世の中は思っているとおりには動かない。そのため、些細なことでもすぐに被害者意識に似た怒りの感情を募らせ、周囲に対して攻撃的な言動に出るのだ。このような怒りや攻撃性が、女性を性的欲求のはけ口であるとしか考えない、性に対する「認知のゆがみ」とも相まって、彼を性暴力へと突き動かしていた。

思いどおりにならない毎日のなかで、彼は日常的に常に怒りに満ちた毎日を送っており、それが自分の認知のゆがみや感情統制力の欠如のせいであることにも気づかず、周囲を責め続けるばかりであった。変わらないといけないのは自分自身であるのに、常に周囲を責めて、周囲が変わることを求め続けていた。

それは刑務所のなかでも同じだった。彼は「自分の問題の治療をする」という大義名分を振りかざし、それを「妨害」する刑務所側に対し、反抗的な言動に終始していた。

たしかに、再犯をしないための治療は重要なことである。しかし、刑務所としては、それ以上に全体の規律を守ることも重要である。規律が乱れてしまえば、治療も何もあったものではないからである。したがって、治療を前面に押し出して、ともすれば施設のルールや受刑者同士の関係を二の次にしかねない彼の言動は、刑務所側からは「危険」なものと受け止められた。そのため、彼は長い間、独居生活を強いられ、工場への出役も許可されなかった。

それが彼の不満をさらに高めた。自分は良いことをしようとしているのに、刑務所はその邪魔ばかりするという被害者意識に満ちた受け止め方である。それは、独善的で一面的な受け止め方であるが、当時の彼には、そのような物の見方しかできなかったのである。

†弁証法的行動療法

私が彼に提案したのは、弁証法的行動療法という新しい認知行動療法を実施することであった。これは、周りを振り回すタイプの、難しいパーソナリティの問題を有した人々に効果がある治療法として注目を集めており、確固としたエビデンスのある方法である。われわれは、その教科書とワークブックに沿って、文通による治療に取り組んだ。

毎回、一つのセッションについて、彼が課題に取り組み、考えたり理解したりした内容を私に送って、私はそれに添削をして、アドバイスを書き込んで送り返した。このなかで一番力点を置いたのが、「自分の感情をあるがままに受け止める」という課題であった。

日常で何か感情を動かされる体験があったら、その状況とそのときの気持ちを紙に書き記し、「何もしないで、ただその気持ちを眺めて受け止める」という課題を繰り返し実施した。

ここで説明するといかにも簡単に思えるかもしれないが、実はこれはなかなか難しい課題である。われわれは、まず自分の感情を正確に認識していないことが多い。不眠や肩こりに気づいても、その根本にうつや不安があることには気づかない。不満や被害者意識には気づいても、その根本にある自己中心性には気づかない。また、気づいたとしても、その気づきが正確でないと、誤った対処をしてしまう。

さらに、何かの感情がわき起こったら、特にネガティブな感情のときは、われわれの常として、何らかの対処をして気持ちを切り替えようとする。もちろん、それ自体は悪いことではないが、それがときには気持ちをこじらせてしまうこともある。

そこで彼に求めたのは、自分の感情を正確に認識したうえで、それらを「ありのまま」に眺め、受け止めるという課題であった。従来のDoingモード（何かの対処をする）ではなく、Beingモード（そのままでいる）に切り替えるということだ。

たとえば、われわれは対人関係のなかで誰かに怒りを抱いているとき、怒りに任せて、相手を責める言葉を口にしたり、場合によっては攻撃的な行動に出たりする。あるいは、それではいけないと考えて、相手と話し合いをしたり、誰かに相談したりする。前の二つは望ましくない対処であり、後ろの二つは望ましい対処であるが、いずれも、Doingモードの対処である。

しかし、Beingモードでは、何の行動も取らずに、まずは自分の「怒り」を受け入れて、興味をもって観察する。すると、心や体のちょっとした動きや変化に気づく。心臓の鼓動が高まったり、呼吸が早くなったりしているかもしれないし、肩や全身にいつもよりも力が入っていることもある。一方、どこかに不安や罪悪感のような気持ちも潜んでいるかもしれない。

さらに、本人は怒りにとらわれていて、それが意識のほとんどすべてを覆っているように感じていたかもしれないが、怒りとは関係のない多くのことを、そのとき同時に体験していることにも気づかせる。

たとえば、足が地面に触れている感覚であったり、耳が周りの雑音をとらえていることであったり、目には青い空が見えていること、風が皮膚を撫でていることなどへの気づきである。そうするうちに、心全体を占めているかのように思えた怒りが、実は心の一部でしかなく、その小さな一部にとらわれて不自由であった自分に気づいていく。

そのとらわれに気づくと、もはや怒りに対処する必要はなくなり、相手に対する不満も大したものではなくなっていることが多い。実は、この治療法は、アメリカで生まれた認知行動療法に、東洋の英知である禅や瞑想を組み込んだものである。

何度添削をしても、メッセージを添えても、彼にはこの実践がとても難しいようであった。「何かをする」ことに慣れていた彼には、「何もしない」ということが理解できず、実践することもできなかった。そして、できないからこそなおさら、「できるようになろう」とDoingモードにはまり込み、「何もしない」「そのままでいる」という理想からは隔たっていくのだった。

私はそのとき、できないことイコール悪いことではなく、「できない自分」もまた受け入れて、そのとき何を感じて、何が起こっているかを興味を持って眺めてみることを根気強く提案し続けた。怒りに飲み込まれてしまっても、課題が理解できずに焦るばかりであっても、そうなっている自分を受け入れて、ありのままに眺めることを繰り返し説き続けた。

†木こりとサトリ

そのときあわせて紹介したのが、『荘子』のなかに出てくる「木こりとサトリ」のエピソードである。木こりが「サトリ」という獣を捕まえようとして、奮闘していた。追いかけて斧を振るっても、サトリはするりと身をかわし、一向に捕らえることができない。何度試みても、失敗を繰り返すばかりである。木こりはイライラし、無力感に苛まれた。

そして、もうこんなことを続けていても無駄だと思い、いつもどおりの仕事をしようとして、大木に向かって斧を高く振り上げたとき、その斧の先に「サトリ」が引っ掛かっていたという寓話である。この境地こそが「悟り」であって、あるがままのことをして、自分をありのままに受け入れるということなのだ。

こうしたことを続けているうち、私は仕事が多忙を極めるようになり、大学を移ったこともあって、しばらく手紙のやりとりを続けることができない状態となった。しばらくして、彼から「無事刑務所を出所し、地元とは遠く離れた町で暮らしています」という手紙を受け取った。いつものように、丁寧で美しい文字で綴られた手紙を見て、私は彼に会ってみようと思った。

人が変わるとき

日曜日の昼下がり、ある地方都市の真ん中で、私は彼に初めて会った。刑務所を出所してすでに半年近くが経ち、彼は周囲の助力を得て、住居を定め、治療を継続しながら、職業訓練を受けていた。キリスト教に回心し、私と会ったのも、日曜の礼拝を終えてすぐの時間帯であった。

もちろん初対面であったが、私は長い間文通を続けた彼に会ったとき、初めてではないようななつかしい気持ちだった。そして、とても不思議な気持ちを抱いていた。晴天の日曜日ということもあるのかもしれないが、彼の表情が清々しく澄み切っているのを見て、何か「憑き物が落ちた」ような、そんな姿に見えたのだった。

彼は淡々と刑務所での苦労話や、出所後の数々の困難を語った。それとともに、今後の人生についても、いくつかのプランを語ってくれた。被害者への罪悪感や償いの気持ちもけっして忘れていないことがよくわかった。何より、彼のなかには、あれだけ滓《おり》のように渦巻いていた恨みや怒りは微塵も見られなかった。

私は、「いつからそのような心境に変わったのですか」と聞いてみた。すると、「自分でもよくわからないのですが、気がつけばこんなふうになっていました」と答えた。私が、あの「木こりの話」と切り出すと、「本当にあの話のとおりなんです」とかすかに笑った。

そして彼は、今の自分があるのは、人との出会いとつながりが大きかったということを語った。それは治療や支援を続けている周囲の人々、まだ完全に和解はしていないが家族とのつながり、そして受刑中の刑務官とのかかわりなどであった。

特に私の胸を打ったのは、刑務官とのかかわりだった。刑務所のプログラムのなかで、「被害者の声を聞く」というものがあり、実際に刑務所を訪れた犯罪被害者の声を直に聞く機会があったという。そのときに被害者が、「一日少しでもいいから、被害者のことを考えてみてください。事件のとき、被害者がどんな思いでいて、今でもどんなに苦しんでいるのかを考えてみてください」と語ったことを、彼は重く受け止めたのだという。

それから彼は、毎日私物のノートに、自分が加害行為をしている際の被害者の恐怖に満ちた表情、強張った姿勢などを少しずつ思い出しては、書き留めていった。最初は、ほとんど思い出せなかったものが、時間を追うごとに少しずつ意識に上り、自分は加害行為の際に、相手の顔や身体を見ていたはずなのに、自分本位に加害行為を遂行するために、それらを見て見ないふりをしていたことに気づいた。そして、何よりも被害者の心から目を背けていたことに気づいた。

その作業は彼にとっては、自分の醜さと加害の残酷さに直面するつらく厳しい作業ではあったが、被害者はもっとつらい思いをしているのだと言い聞かせ、償いの気持ちを込めて、毎日少しずつ思い出しては記していたのである。

そんななか、ある日刑務所の所持品検査があった。これは抜き打ちで、不正な物品を持っていないか、自殺や逃走などにつながる身辺の変化がないかなどを刑務所が検査するものである。当然、彼のノートも他の所持品と一緒に検査の対象となった。

そして、検査にあたった刑務官がノートを彼に返してくれたとき、「お前、毎日こんなことをしていたのか」と言われた。

彼は、このとき「また余計なことをするな」とでも叱られるのかと思った。しかし、その後の刑務官の言葉は、彼の予想に反したものであった。

「つらいだろう」

これを聞いた彼は、まるで心のなかを覆っていた氷が一瞬のうちに溶け出したかのように、目から涙があふれてくるのを止めることができなくなった。この一言は、彼の心をあるがままに受け入れ、わかってくれた人の言葉だった。これがまさに、彼が振りかざした斧に「サトリ」が引っ掛かった瞬間だったのかもしれない。

「つらいだろう」というのは、たった一言にすぎないが、彼の反省、後悔、罪悪感、不安、努力、それらをすべて理解したうえで、それをあるがままに受け入れてくれているような、そんな穏やかな力のある言葉だった。

そうだ、自分はつらいのだ。加害者である自分は、つらいなどと言ってはいけない立場であるし、被害者はもっとつらい思いをしているに違いない。しかし、自分もつらいことは間違いないのだ。だからあんなに頑なになって心を閉ざしていたのかもしれないし、誰にもわかってもらえず、社会から排斥されて憎まれ続ける運命を呪っていたのかもしれない。

しかし、自分にもつらいと思える人間的な心があるし、それをわかってくれる人もいる。それは、ほかのどんな百の言葉よりも、彼の心を大きく揺さぶった。この一言は、大金を投じてハイリスク性犯罪者を閉じ込め、見張り、厳しい制裁を科すような方法よりも、はるかに力のある一言だった。

そして、私はこの話を聞いて、彼の気持ちに深く共感した。そして確信した。彼はたしかに危険な性犯罪者だったかもしれない。しかし、治療は不可能ではないし、彼はきっと立ち直る。そして、単に再犯をしないということだけではなく、きっと何かの方法で、社会に対して罪を償うような行動を実践していくだろう。一三年という長い時間、刑務所にいたことは、彼にとってけっして無駄な時間ではなかった。

別れを告げて、彼は日曜の昼下がりの穏やかな街並みのなかに消えていった。しかし、彼は一人で解き放たれたのではなく、多くの絆のなかで生きている。あの一言が、受刑者と刑務官という立場の違いはあれ、人と人との間で交わされた言葉であったように、今も彼は人と人との間で生きている。その絆を強く握りしめながら、彼はこれからも生き続けていくことだろう。

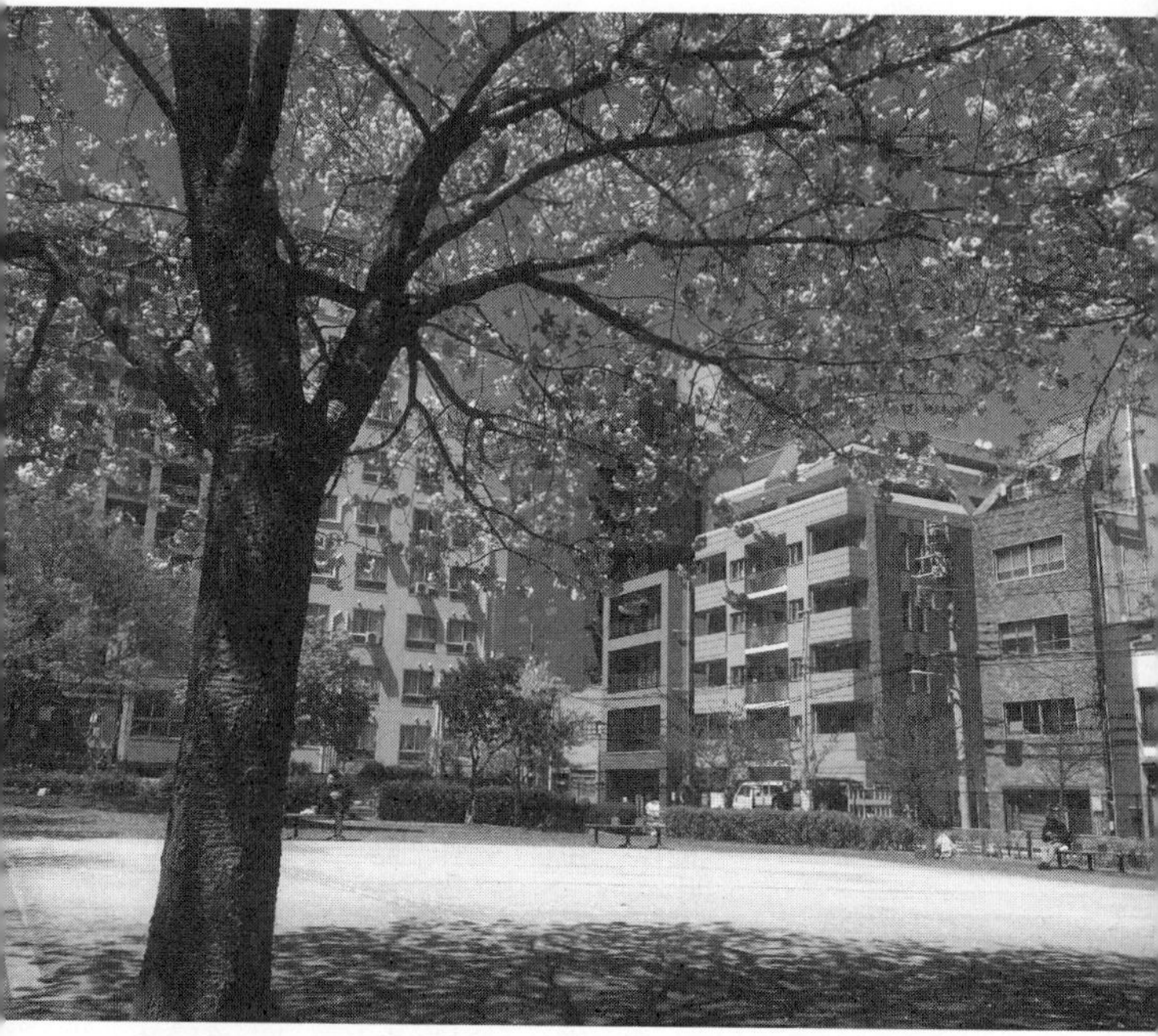

第六章

強迫的性行動症
——さまざまな性の困難を生きる人々

「無名の性的強迫症者の集まり」5周年記念の催しが開かれた、桜の季節に。

第二章で、性的依存症についての概念を説明したが、これには主に二つの障害が含まれることを述べた。すなわち、パラフィリア障害と強迫的性行動症である。パラフィリア障害とは、性の対象や方法に逸脱があり、多くの場合が性犯罪となるものである。痴漢や盗撮などがここに含まれる。

一方、強迫的性行動症とは、それ自体では逸脱とは言えない性行動がコントロールできず、その回数や頻度が過剰であるものを指す。具体的には、過剰なセックス、マスターベーション、風俗店利用などがあてはまる。

ここまでの章では、性的依存症のなかでも、主として痴漢などのパラフィリア障害や性犯罪について述べてきた。本章では、性犯罪ではない性的依存症、すなわち強迫的性行動症について、私が出会った人々の事例を中心に説明したい。

1　支え合う性的依存症患者たち

†無名の性的強迫症者の集まり

満開の桜が風で散り始めた晴れた週末の日、私はある地方都市の市民会館に向かっていた。前日、大学院の入学式と懇親会を終え、最終便でその街にたどり着いた。

翌朝は、午後からの仕事に備えて、大きな池のある公園のほとりを散策し、散り始めた桜の花びらが、きらきらと風に舞う様子を愉《たの》しんだ。池には何隻ものボートが浮かび、水面にさざ波を立て、まぶしく反射する光をまき散らすように進んでいる。

池の周りをジョギングする人々は、思い思いの春色のウエアに身を包み、皆が爛漫の春を体いっぱいに受け止めているようだ。

私は絵に描いたような春の光景にしばし包まれたあと、時計を見て、急ぎ足で公園の脇にある市民会館を目指した。ここでは、「無名の性的強迫症者の集まり」というグループの五周年記念の催しが開催されていた。

「無名の性的強迫症者の集まり」というのは、さまざまな性的依存症に苦しみ、それを克服しようとする人々のための自助グループである。自助グループというと、アルコール依存症者や薬物依存症者のグループが盛んに活動しており、全国の主な都市には、必ずそのようなグループがある。現在、日本にはアルコール依存症者の自助グループは、六〇〇以上あるという。

†依存症克服を目指す自助グループの誕生

アルコール依存症者の自助グループは、今からおよそ八〇年前にアメリカにできたのが始まりである。当時は、アルコール依存症は医者も匙を投げる「不治の病」であり、医療機関からはこぞって門前払いをされ、「病気ではない。心がけが悪いのだ」と批判されるような状況だった。

そうしたなか、アルコール依存症から解放された二人の男性が、他のアルコール依存症者に自分たちの体験を伝え、お互いにサポートし合いながら、断酒を維持し続けるための自助グループを立ち上げた。

グループに参加するために必要なのは、「問題を克服したい」という願いだけでよく、本名を名乗る必要もなければ、会費を払う必要もない、「匿名の集まり」が基本となっている。

現在は、それをお手本とする自助グループが、さまざまな他の依存症にも広がっており、薬物依存症者のグループ、ギャンブル依存症者のグループ、そして性的依存症者のグループなどがある。

しかし、性的依存症に関するグループは、全国でも数えるほどしかない。そしてまだそ

表6－1　性的強迫症の特徴

・不安、孤独、怒り、自己嫌悪などさまざまな感情を避けるために、ドラッグのように性行動を用いた。
・セックスや恋愛を追い求めることに耽溺し、その結果自分の人生を放置してしまった。
・性行動は、報酬、罰、気晴らし、暇つぶしとなった。
・自尊心の低さから、承認され、自分が完璧であると感じるためにセックスを用いた。
・セックスを通して、人生に力強さと興奮をもたらそうとした。しかし、自分自身がどんどん空しくなっていくように感じた。
・セックスは、健康的な要素として人生に統合されるのではなく、切り離されたものとなった。
・人々に依存するようになり、セックスと愛の区別がつかなくなった。
・セックスをするときは、相手を理想化し魔法のように素晴らしい魅力にあふれていると思っていたが、その気持ちはセックスの後は消え失せた。
・常に恋愛を追い求めた。交際相手がいないときは、空しくて人生が不完全に思えたが、交際相手がいるときは見捨てられ拒絶されることを恐れていた。
・次々に恋愛関係を追い求めるうちに、自分の欲求の自暴自棄な性質のために、誰とも本当に親密にはなれないことに気づき、さらに孤立していくようになった。
・誰かと恋愛関係にあったときでさえ、愛は十分な物とは思えず、それ以外の人々への性的欲求を止めることができなかった。

出典：SCA-JAPAN「14の特徴」から抜粋

の歴史は浅い。私は、この地方都市のグループとはちょっとした縁があり、それはグループの活動開始に遡る。このグループの誕生を報じる新聞記事に、偶然私がコメントを求められ、性的依存症について解説をしたのである。

そして今回のイベントの一年前には、テレビ局の取材に同行して初めてグループの活動を見学させていただいた。主催者のトシさんから活動の詳しい説明をうかがい、そのときに教えていただいたのが、表6-1に抜粋した「性的強迫症の特徴」である。これは、第二章で紹介した強迫的性行動症の症状(表2-2、七〇ページ)を当事者の視点でまとめたものである。淡々とした症状の羅列とは違って、ここからは具体的な性の苦悩や不安が読み取れる。

私とこのグループには、このような縁があって、五周年という記念イベントに招かれ、私の「痴漢外来」の実践や研究をもとに講演をすることになったのだ。

広い会場は、当事者、支援者、家族などでほぼ満員で、当事者のなかには、近隣の各県からはるばると来ている人たちもいた。

†仲間の分かち合い

私の講演などはさておき、私自身は、イベントのなかに設けられた「仲間の分かち合い」という時間で、メンバーの数名が語った壮絶な性的依存症の実態と、その闘いの軌跡に、かつてないほどの大きな衝撃を受け、まるで頭を後ろから殴られたかのように、ただただ圧倒された。

私は、一〇年あまりの痴漢外来の実践のなかで、性的依存症について理解したつもりになっていただけだったのだ。しかし、百人いれば百通りの違った物語がある。けっしてそれは尽きることがない。そもそも、「わかる」「理解する」ことなど不可能なのだ。

私は、体験を分かち合ってくれた人たちに、もっと話を聞かせてもらえないかとリクエストをした。すると、長時間のイベントが終わった後だというのに、数名の方が残ってくれて、あらためてそれぞれの「物語」を語ってくれた。ここでは、そのいくつかを紹介する。

2　ユカリさんの場合

†実父からのレイプ

ユカリさんは、三十代の落ち着いた雰囲気の女性である。栗色のストレートの髪が、若草色のニットによく映えている。

私は、女性の性的依存症の患者さんにはほとんど会ったことがない。しかも、男性の私が、女性から性に関する詳細な話を聞くというのは、いくら仕事とはいえ、とても難しさを感じる。しかし、彼女は幼い頃からの体験を真摯に打ち明けてくれた。

ユカリさんの初体験は、なんと六歳のときだという。それも実父からのレイプである。しかも、もっと驚いたのは、被害に遭ったときの彼女の感想である。彼女は被害を受けている間、非常に強い性的快感を抱き、その快感が忘れられずに、それが性的依存症の原因になったのだと語った。

私は最初その話を聞いたときに、自分の耳を疑った。一応私は心理学者の端くれであり、性的問題行動に関する専門家を自認している。しかしその話は、私の理解を超えていた。私のそれまでの理解では、子どもであれば、何をされているのかわからない恐怖や痛みこそあれ、快感などとはおよそ無縁のはずだと思っていた。

加害者側が、このようなファンタジーを語ることはよくある。「子どもの方も喜んでいた」「子どものほうから誘ってきた」などということは、「レイプ神話」とも呼ばれ、レイプ犯が、自分の行動を正当化するための言い訳であったり、認知のゆがみであると、犯罪心理学の教科書には書いてある。実際、私も加害者がそう語るのを聞いたことがある。

私は、率直に自分の戸惑いを投げかけながら、ユカリさんにそのときの気持ちを再度尋ねた。すると、彼女も最初は何をされているかわからなかったと答えた。眠っているときに、父親に体を触られ、最初は意味がわからずに動揺したが、体は意に反して気持ちよくなっていったのだという。

そして、その行為が繰り返されるようになると、いけないことであるとは頭のどこかで理解したが、かえってそのために、「自分がここで騒ぐと家族がバラバラになる」「母には絶対に気づかれてはいけない」という思いから、そして同時に、最初の強烈な快感を求めて、されるがままになっていたという。じっとおとなしくさえしていれば、何も起こらないし、普段は暴力的な父親の機嫌もよくなる。幼い彼女は、こう考えたのだった。

「そんな家族でも大事だったのですか」

私は思わず尋ねた。すると、彼女は、

「幼い子どもにとっては、家族がすべてで、それを失うことは、何よりも怖いことでした。それに、母や弟たちにつらい思いをさせたくはありませんでした」

と答えた。

†セックスへの耽溺

これは間違いなくレイプだ。そして、家族という虚構を守るために、幼い彼女は自分の身体と魂を人身御供として差し出したのだ。

ユカリさんは、愛のないおぞましい性暴力を受けながら、それに身をゆだねてしまう自分、快感を抱いてしまう自分に対しても、おぞましいと感じ、自分で自分が怖くなったという。しかし、その意に反して、体は快感を求めて、思春期以降になると男性と愛のないセックスを繰り返すようになる。

しかも、ノーマルなセックスには満足できず、自ら相手を誘って、暴力的なセックスや屋外でのセックスなどに耽溺するようになっていく。相手がいないときは、いわゆる「大人の玩具」を用いて、朝から夕方まで何時間もマスターベーションをし、しまいには性器が擦り切れて出血をしてもやめられなかったという。

さらには、男性ではなく女性との性行動にも及ぶようになり、高校生のときは、女性のクラスメイトの半数と性交渉を持っていたと述べている。すべてのケースで、ユカリさんのほうから「手を出した」のだという。

†ユカリさんの闘い

ユカリさんは、まぎれもなく性暴力の被害者である。それと同時に、自分ではコントロールできない性の問題を抱えて苦しんでいる。そして、彼女は今、他の性加害者や性的依存症者と一緒に、自助グループで性的問題の克服を目指している。

彼女は、無秩序な性行動を繰り返すたびに、快感と罪悪感のはざまで大きく揺れ動いていた。彼女の述べる性行動の遍歴は、ただ自分を傷つけて、罰しているかのようである。自分にはまったく非がないのに、性被害を受けたことで自分を責め、自分の心と体が許せないと思ってしまっていたのだ。

そして、大きな罪悪感を抱くたびに、それを紛らわせようと、さらに性行動に耽溺していった。これは、典型的な依存症の心理でもある。

彼女の心は、今でもまだ真っ赤な血を流し続けているかのようだ。しかし、彼女は変わりつつある。

「大人になるにつれて、自分の価値観と性行動との違いが許せなくなったのです」

「自分はこんなことを続けるために生まれてきたんじゃない」

幼いときに、いったんは殺されかけた魂が息を吹き返し、本来の自分に戻りたい、本当の自分を生きたいと叫んでいるかのようだ。

「性ではなく、愛をよりどころにして生きていきたい。誰にも愛されたことがないから、本当のところ、愛がよくわからない。でも、愛のある関係を持ちたい」

彼女は、グループのメンバーとともに、「愛」について学び、今はパートナーと愛のある関係を育みつつある。とはいえ、今でもまだ、不特定多数とのセックスへの欲求がまったくなくなったというわけではない。ついスイッチが入って出会い系サイトをのぞいてしまうたびに、「脳が涎《よだれ》を流す」という。

けれども、以前とはっきり変わったところがある。それは、そうした場合でも、圧倒的な衝動に飲み込まれるのではなく、自分を俯瞰し、危ない状況にあることに気づいてブレーキをかけることができるようになった。

彼女は、自身の壮絶な性被害と性体験を、まるで語ることが使命であるかのように淡々と語り続ける。それが癒しになっているならいい。しかし、新たな贖罪とはしないでほしい。もし彼女にすべき行動があるとしたら、それは自分と大事なパートナーを愛することだ。それが何よりの癒しとなるはずだ。

3　ツヨシさんの場合

†「人一倍、性的にアクティブ」

四十代のツヨシさんは、背がすらりと高く、整えられた髪や飾り気のない服装には清潔感があって、一見して誠実で気さくな人柄が伝わってくる。

彼は研究者で、精力的に仕事に打ち込み、数多くの業績を上げていた。そして、その仕事ぶりは、誰からも高く評価され、周囲の信頼も篤かった。

その一方で、彼は開口一番、「私は人一倍、性的にアクティブで、奔放なんです」と語った。およそギラギラしたところのない彼の容貌からは、想像し難い告白である。そして、その性的衝動によって、濁流のなかの一枚の木の葉のように翻弄された人生を送ってきた。

彼はゲイであるが、セクシャリティ自体に葛藤はない。むしろ、それは自身の大切なアイデンティティだと感じて生きている。そして、「私にとって、セックスはスポーツのようなものであり、愛情とはまったくリンクしないのです」と述べる。

彼にとって、愛と性は両立しないもので、パートナーとの親密さが深まるにつれ、性的に興奮する対象ではなくなっていくのだという。しかし、そのことにも彼は違和感を抱いておらず、それが自分の性のあり方だと思っている。そしてパートナーのほうもそれを容認しているのだという。

したがって、常に新しい性的パートナーを求め、一夜限りの性交渉を数えきれないほど重ねてきた。その一方で、彼自身は高い学歴と教養のある人物なので、HIV感染症（エイズ）をはじめとする性感染症には、細心の注意を払い、必ずコンドーム使用などの防御策を取ってきた。それればかりか、ゲイコミュニティのなかで、セーフセックスを啓蒙、推進するグループに入り、その旗振り役ともなっていた。

ここまでの話でも、性に対するステレオタイプやタブー意識の強い人は、眉を顰めるかもしれない。しかし、診断基準などから見ても、これだけでは性的依存症（強迫的性行動症）ということはできない。本人がその性的行動に対して違和感や苦痛を抱いておらず、日常生活にもなんの支障も来していないどころか、日常生活に張りを与え、生き生きとさせてくれるものであれば、およそ「病的」だとは言えないだろう。

†ドラッグとセックス

しかし、彼の苦難に満ちた性と生は、このあとから始まる。少し前に流行した「危険ドラッグ」のブームよりもずっと以前から、ゲイのコミュニティでは、性的快感を高めるための「脱法ドラッグ」が流行していた。それは、亜硝酸エステルを主成分とする液体であり、一般には「ラッシュ」と呼ばれるもので、それを鼻孔から吸引することで、しばしの間、性的快感を高めることができる。

また、「5MeO-DiPT」(通称、ゴメオ)と呼ばれるドラッグも、一時流行したことがある。これは小さなカプセル状の幻覚剤であるが、これを口または肛門から摂取する。幻覚作用のほか、括約筋が弛緩する作用があるため、肛門性交の際の痛みが緩和される効果があって、ゲイの人々の間でもてはやされたのだという。現在は、いずれも違法薬物に指定されている。

ツヨシさんは、その入手しやすさと、元来の性的奔放さから、ためらいもなくそれらのドラッグに手を出した。特に、ゴメオを初めて摂取したときは、それまで経験したことのないような感覚に襲われ、彼はそれを「トリップ」と呼んでいた。時間感覚が消え去り、過去と未来がごっちゃに交錯したかと思うと、自分が世界を支配したかのような、あるいは性交渉の相手が自分を支配しているかのような、夢と現実が溶け合う言いようのない世界を体験した。

そして、全身が性器にでもなったかのように性衝動に飲み込まれ、「セーフセックスなどどうでもいい」「気持ちがよければ、それでよい」と考え、性的興奮が高まることを最優先し、これまでの自分とは相容れない性行動を取るようになっていった。

しかも、表の世界では真面目な社会人であり、セーフセックスの唱道者である自分が、裏の世界では、それと正反対の背徳的で、危険なおぞましいセックスをしているということにも、言いようのない興奮を抱き、ますますその泥沼にはまっていった。

しかし、その快楽や耽溺は長くは続かない。以前にはしたことのなかった名前も知らない複数の相手とドラッグを使っての乱交をした後など、決まって罪悪感に苛まれ、朝の光が射す頃は、溶けてなくなりたいような気持になるのだった。

そこにあるのは、白日の下にさらされた激しい自己否定。そして、性感染症の恐怖である。彼は何度も自分で感染症の検査をしては、「陰性」であることに束の間の安堵を感じ、そしてまた罪悪感や自己否定を紛らわせるかのように、次の相手を探して、同じようなセックスを繰り返していた。

しかし、現実は残酷である。そのような日々は長くは続かなかった。彼は、とうとうHIVに感染してしまう。今思えば、それはあたかもロシアンルーレットのようなもので、毎晩、弾を込めたピストルを頭に当ててセックスをしていたのと同じだった。いつかはこうなることがほかの誰よりもよくわかっていたのに、とうとうその弾に当たってしまった。

彼は深く落ち込んだと同時に反省し、もう二度と危険なセックスはしないと誓った。それに、人に感染させてしまうことは、犯罪行為にも等しいことである。もちろん、「素面」の彼は、そのことが十分にわかっている常識的で誠実な人物である。危険なドラッグもきっぱりとやめようと思った。

そして、はじめて自分の問題をパートナーや啓発グループの仲間に打ち明け、薬物依存症専門病院を受診した。そこでは、薬物と手を切るための方法を真剣に模索して実践した。セックスの誘いも断り続けていた。

自分一人の秘密であったことを、周りの親密な人々に打ち明けるのは、とても勇気のいることだ。それでも、もう一人では抱えきれない問題になっていた。幸い、仲間たちは見捨てるどころか、手を差し伸べてくれた。そして、仲間と専門家にすがることで、その力を借りながら、問題の克服に向けて歩み始めたのだった。

　しかし、彼の物語はここで終わりではない。二年ほどして、彼はまたドラッグに手を出してしまう。しかも、今度は覚醒剤だった。覚醒剤も性的興奮を高めてくれる薬物として、一部のゲイの間では乱用が広がっている。これは世界的な現象である。

　このときは、すでにゴメオなどの危険ドラッグが一掃され、むしろ覚醒剤のほうが入手しやすかったのだという。そして、再びドラッグを使ってのセックスに溺れていく。セックスの相手は、スマートフォンのアプリで探すことのできる時代となっていた。夜な夜なアプリを開いては、名前も知らない相手と覚醒剤を使ってセックスをするという元の生活に戻っていった。

　彼は、このあたりの事情を次のように話す。


「ゴメオは二年ほどで違法になり、手放したのですが、そのときに覚醒剤を勧められたのです。自分にとってはゴメオほどの効果はなかったのですが、それがかえって「思っていたほど大したことがない」という認識となり、覚醒剤を使うようになってしまいました。そして、覚醒剤を使いながらのセックスをするようにもなりました。もうこのときにはセックスと薬物がセットになっていたのだと思います」

とはいえ、そのような生活が長続きするはずもない。彼は、ほどなくして覚醒剤取締法違反で逮捕され、仕事も社会的な名声も信頼も、彼がこれまで築いてきたものすべてを失ってしまった。

†ツヨシさんの闘い

ここではじめて、彼は「無名の性的強迫症者の集まり」につながった。やっと自分は薬物に依存していただけではなく、性行動にも依存していたことに気づいたのである。グループは、強迫的な性の問題に悩む者であれば、誰にでも扉を開いている。「会費もいらないし、料金も取らない。必要なのは、強迫的な性行動をやめたいという願いだけ」とそのパンフレットには記されている。

「無名の性的強迫症者の集まり」では、「仲間」の力に助けられながら、自分の生き方を見つめ直し、性が理性的な自分を乗っ取ってしまっていたことを理解した。一時の快楽のために、自分の命すら差し出そうとしていたことを悟った。

激しい後悔の念と果てることのない自責の念。しかし、どれだけ悔やんでも時間は戻らない。過去と未来を行き来することができたのは、ドラッグの夢のなかだけだ。現実はあまりにも残酷で、いくら溶けてなくなりたいと思っても、亡骸《なきがら》のような自分はまだここにいる。

グループに参加して、いっときの安心感と居場所を得ることができたのは大きかった。これで少なくとも性の衝動からは解放されることを祈った。「自分は性に奔放で、つまらないタブーからは解放された自由な性を謳歌している」と思っていたのは大きな誤りで、実は性衝動の奴隷となっていたのだった。

釈放されてから二年が経つ。今でも繰り返しそうな自分がいる。でも、ありがたいことに、グループには批判をせず、無条件に受け入れてくれる仲間がいる。そして、新しいパートナーもできた。

愛情とセックスが両立しない彼は、今度はセックスを手放し、愛情のほうを選ぶことにした。パートナーとの間にセックスはない。しかし、それでお互いが満足しているという。セックスよりも、お互いの愛情のほうを選んだのである。

思い切って出会い系のアプリも削除した。それは正直なところ、身を切られるほどにつらいことだった。大事な自分の一部を切って捨て去るようなものにも思えた。しかし、自身でも驚いたのは、削除してしまうと、言いようのない解放感を味わうことができたということだ。もう二度とあんな思いはしたくないという心からの声が聞こえた。

思うに、彼にとっての性は、生きている証のようなものだったのだろう。いくら自身の性的指向を受け入れているとはいっても、まだまだ生きづらい世の中であることは間違いない。彼は、良き社会人として生きていくなかで、知らず知らずのうちに、自分のなかの大事な一部を押し殺していたのかもしれない。そして、そのために今にも窒息しそうになっていたことに気づかなかったのかもしれない。

倒錯的ではあるが、非現実的な世界に「トリップ」をして、異世界の住人になることで、やっと無意識的な鎖から解放されて、すべてをさらけ出すことの喜びと、ありのままの自分で生きていることの実感を得たのかもしれない。

だとすれば、これからの彼の闘いは、現実の世界でありのままの自分を生きることであり、それは窮屈さや不安や苦痛をもすべて受け入れる現実である。そして、セックスのない人生である。

私には彼の現実をたやすく想像することはできないし、支援するという大それたこともできそうにない。できるのは、彼の物語を受け止め、ここに記すことくらいだ。

そして、性的依存症について、それは治療可能な病気であることを、広く社会に伝えるとともに、私自身の仕事を続けていくことだ。

4　百通りの物語

†話を聞き終えて

彼らの物語を聞き終えた私は、大きな宿題をもらったような気持ちだった。彼らから託された大事な物語を、私はどうしたらうまく伝えられるだろう。

会場を後にした私は、地下鉄のなかでも、駅からホテルへの道でも、それを何度も何度も考えていた。まるで熱が出たかのように、頭のなかがまとまらない。受け取った物語やメッセージがあまりにも重くて、咀嚼《そしゃく》できない。

語られた性の姿は、「生きづらさ」という、心理学者がよく使うありきたりな言葉では、とても表現できないものである。そして、簡単に理解したり共感したりすることが難しいものでもある。

私は部屋に荷物を置いたあと、再び外に出て、熱を冷ますかのように、日が落ちて涼しくなった街をただひたすら歩いた。街なかにはおだやかな川が流れていて、どこからか飛んできた桜の花びらが流れている。その川沿いの遊歩道には、春の花が赤や黄色に咲き乱れている。

春の盛りにいっせいに咲いては儚《はかな》く散る桜も、道端に咲いては散っていく花々も、きっとわれわれも同じだ。短い生と性を精一杯生きて、散っていく。いつもは何気なく眺める花々にも、そのときは彼らの姿や生き方を重ねてしまっていた。

花だけではない。思えば、春の夜に妖しく啼く猫も、初夏の夜にほのかな光を放つ蛍も、滾《たぎ》る夏に力の限り叫ぶセミも、みな一様に生と性のエネルギーに突き動かされ、身をよじるようにして短い命をつないでいる。

愛の美しさを讃える詩は星の数ほどある。巷では子どもから大人まで、愛だ恋だという歌を歌っている。しかし、誰もがその闇の部分からは目をそらし、耳を塞いでいる。

しかし、世間がいくらないものにしようとしても、性のどす黒い衝動に振り回され、その犠牲になっている人々は後を絶たない。百人いれば百通りの悲痛な物語があることを私は知った。

そして、その悲しさを一部ではあるが、共有できるということは、私も彼ら彼女らと地続きであるということだ。誰でも大なり小なりの生きづらさを抱き、生や性の問題を抱えている。

つまり、彼らは私であって、あなたである。

†春の嵐のなかで

いつの間にか何時間も歩き続け、すっかり暗くなってしまった。そして、冷たい雨が落ちてきた。そういえば、天気予報は夜から雨になると言っていた。

ホテルまで早足に帰る途中、次第に雨脚が強くなり、遠くでは春の雷が音もなく光っているのが見えた。風も強まって、これは花散らしの雨となるだろう。穏やかだった日中の春の景色とはうって変わって、夜は春の嵐となった。

傘を持ってくるのをすっかり忘れていた私は、ホテルに着く頃にはびっしょりと濡れてしまった。そして、せめて彼らや彼女らは、今夜の雨に濡れていませんようにと祈った。

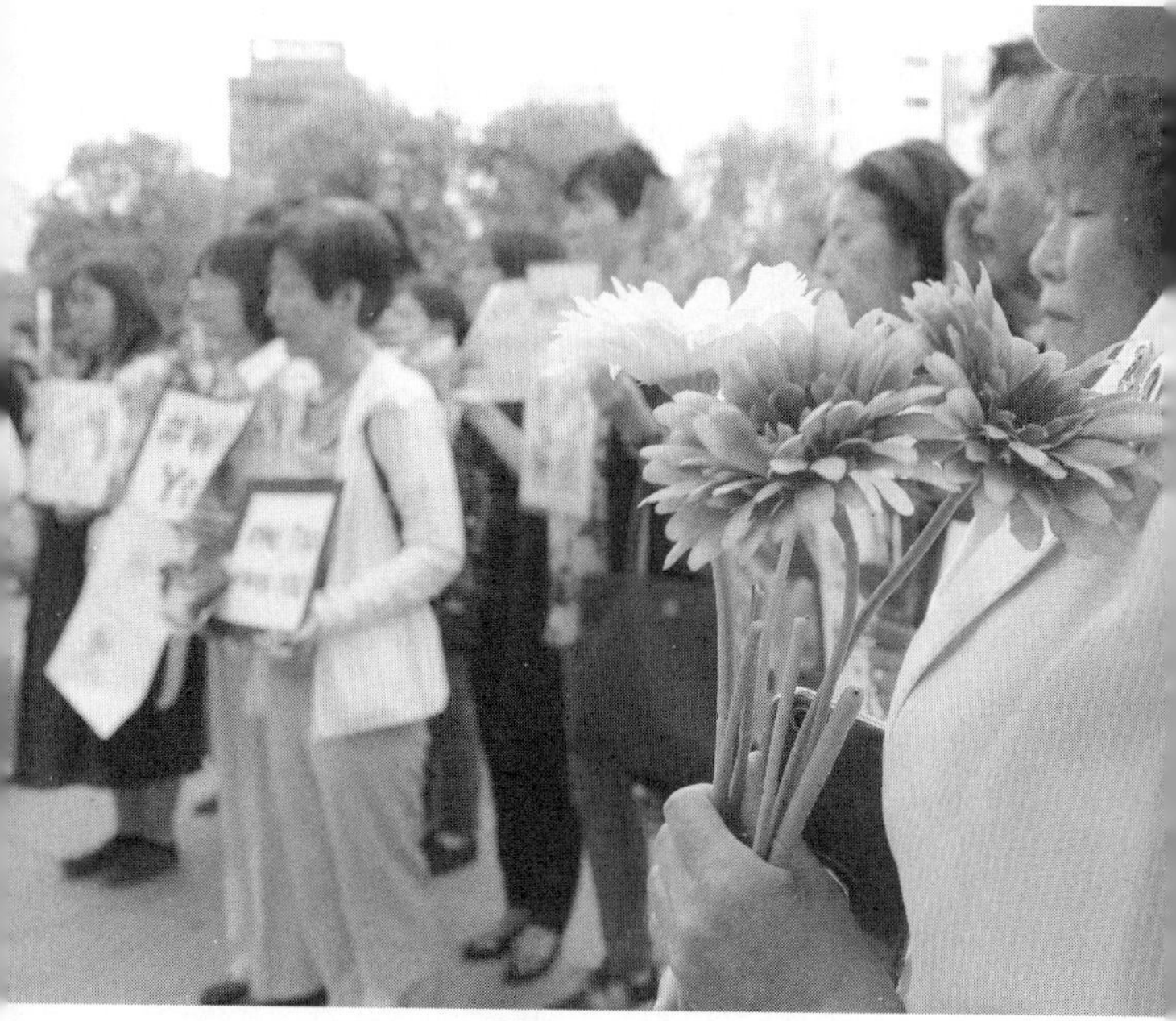

第七章
性犯罪の被害者

性犯罪に無理解な社会や法制度に抗議する「フラワーデモ」の様子。
（共同通信／2019年6月11日）

1　性犯罪被害者の現実

†置き去りにされる性犯罪被害者

どの犯罪においても言えることであるが、被害者の存在は、一般の人々からは非常に見えづらく、ともすれば置き去りにされてしまっている。もちろん被害者保護の観点から、メディアなどが執拗に被害者を追いかけるようなことは許されない。かといって、社会があまりにも無関心である現状も放置しておくことはできない。

被害者は、刑事司法プロセスにおいても長い間無視されていた。殺人や性犯罪など一定の犯罪の被害者や遺族が、刑事裁判に直接参加できるようになったのは、被害者参加制度が導入された二〇〇八年以降のことで、まだ日は浅い。

それに伴って、国や自治体、警察、弁護士会などによるさまざまな被害者支援制度が整えられつつあるが、それらもまだ真の被害者支援とはほど遠い状況にある。このような状況について、ある性犯罪被害者は、「制度が被害者のニーズとマッチしていない」「まるでアリバイ作りのように、形だけ作った制度のように思える」と語っていた。被害者の置かれた実情を知れば知るほど、その言葉がどれだけ真実を突いているかがわかる。

私自身、これまで主として加害者臨床に携わってきたことから、被害者の声にはあまり接する機会がなかった。また、痴漢外来を始めた頃は、被害者団体などからは、「敵」のように見られたこともあった。しかし、長年のわれわれの取り組みのなかで、痴漢外来の目的が性犯罪の抑制であることに理解を示してくれる被害者の人々も徐々に増えてきた。

このような動きのなかで、私自身もさまざまな被害者の人々と出会い、その生の声に接することも増えていった。まずは、そこから学んだことを短く列挙し、被害者が抱える問題に対して、いかにわれわれの理解が不十分であるかを示したいと思う。

私が実際に話をうかがったのは、主に性犯罪被害者支援グループのメンバーとなっている方々である。

†性犯罪被害者についての事実

① 痴漢被害者も深刻なトラウマを受ける
② 性暴力は多くのケースで、加害者は親密な間柄の相手や顔見知りである
③ 被害者が加害行為を受け入れているように見えることもあるが、現実はまったく異

なる

④被害の前や最中で、抵抗したり大声を上げたりすることは不可能である

⑤被害の後、しばらく被害について記憶がなくなることがある

⑥被害を訴えるのは、相当時間が経ってからということもめずらしくない

⑦加害は一瞬でも、その影響は一生続く

⑧ほとんどの被害者は、泣き寝入りをしている

これらは、私が被害者の人々から学んだことのほんの一部にすぎないが、その一つ一つについて、彼女たちから聞いた事例を交えながら説明をしていきたい。

①痴漢被害者も深刻なトラウマを受ける

痴漢被害はあまりにも日常的に起こっているため、第三者は、その被害について軽く考えてしまいがちである。しかし、被害者のなかには、通勤通学が困難になったり、生活や人生目標さえ変更せざるを得なくなった人々もいる。安全なはずの日常に、悪意のある犯罪が侵入し、自身の心身が侵害されるのであるから、それは当然である。

ウェブメディア『リディラバジャーナル』が、「痴漢大国ニッポン」という特集を組み、

私も取材を受けた。その特集のなかで、生々しい被害者の体験が紹介されている。

フランス在住の日本人女性、佐々木くみさんは、日本での学生時代、毎日のように満員電車で被害を受け続けた。その体験を元に、フランスで『Tchikan』（痴漢）という書籍を出版したところ、現地で大変大きな反響を得たという。治安のよい日本で、これほど日常的に性犯罪が繰り返されていることに、多くのフランス人が大変な衝撃を受けたのだ。

中学生だった佐々木さんは、自分よりも三〇センチ近くも背の高い男性に囲まれ、逃げることもできず、ただされるがままに胸やお尻を触られ続け、ひどいときには下着のなかに手を入れられて性器までも触られる体験をした。彼女は、被害を受けていたときの心情を、「激しい恐怖」「パニック」「無力感」という言葉で表現する。そのときは、ひたすら怖くて声を出すという発想すらなかったのだという。

彼女の本を読んだ家族は、一様に大きな衝撃を受けた。というのも、母親ですら「痴漢というものは、スカートの上から軽くなでるくらいだ」と思っていたからだ。しかし、これは何も佐々木さんの家族だけが偏った認識をしていたというわけではないだろう。痴漢に遭ったことのない人々は、このように軽く考えるばかりか、ひどい人は「隙があるからだ」「それくらいで大げさな」「犬にでも嚙《か》まれたと思えばよい」などと、軽率な言葉を投げかけてしまう。

私もある日、出勤途中にとても驚いた体験がある。法務省に勤務していたとき、地下鉄を降りて庁舎の門をくぐって、広い中庭を歩いていたときのことだ。前を歩く女性職員のスカートが、吹き流しのように風になびいていたのだが、目が悪い私は、「変わったデザインだな」と思っていた。すると、後ろから別の女性が駆け寄り、その女性の耳元で何か告げると、彼女は驚いたようにスカートを見て、慌ててそれを両手で押さえた。私には最初何が起こったのかよくわからなかったのだが、どうやらスカートが何者かに切られており、それで吹き流しのようになっていたのだった。

そのあとはどうなったかわからない。おそらくそのまま出勤して仕事を続けることはできなかっただろうし、その恐怖や衝撃は察するに余りある。スカートが切られていたということは、加害者は刃物を手にしていたということだ。日常の通勤途中に、見知らぬ誰かから、このような悪意に満ちた攻撃を向けられるとは想像もできないことだ。

われわれは、痴漢被害に対する認識を根本から改めなければならない。程度の差こそあれ、痴漢は日常的に繰り返される紛れもない性暴力であり、被害者に深刻な傷を残すものである。

②性暴力は多くのケースで、加害者は親密な間柄の相手や顔見知りである

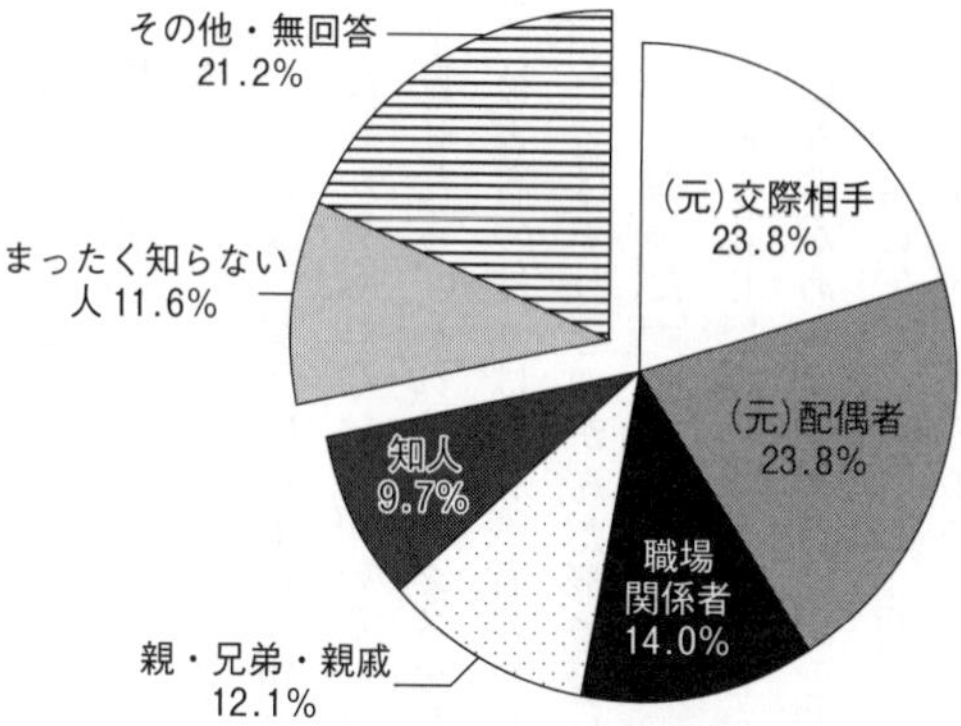

図7－1　加害者の内訳

出典：内閣府（2018）

性犯罪では、まったく知らない相手からいきなり性被害を受けることがあり、痴漢や盗撮などはほとんどがそうである。一方、密接な関係のなかで起きることも多い。多くの強制性交や強制わいせつ、あるいはストーカー被害などがそれにあたる。

内閣府の「男女間における暴力に関する調査」では、無理やり性交等をされた場合、約八三％が「面識のある人」からの被害であり、「まったく知らない人」からの被害は、全体の一一・六％にとどまっていた。

「面識のある人」の内訳は、「交際相手・元交際相手」「配偶者・元配偶者」が最も多く、いずれも二三・八％、次いで「職場関係者」一四・〇％、「親・兄弟・親戚」が一二・一％などとなっている（図7－1）。ほかにも、教師、知人、顔見知りなどがいる。

言うまでもなく、「元」ではなく「現」パートナーや交際相手であっても、嫌がる相手に無理やり性行為を強要することは性暴力であり、犯罪である。

性犯罪者のリスクの一つとして、「認知のゆがみ」があることはすでに述べた。そのゆがみは、性や女性に対する考え方や態度、あるいは関係性などさまざまなところに現れる。

たとえば、女性に対する認知のゆがみとしては、女性を単なる性的対象、「モノ」のようにしか見られない者がいる。また、関係性に対する認知のゆがみとしては、相手が好意を見せたら、それはセックスをしてもOKのサインだととらえたりする。

被害者のほうは、加害者に対し、友人としての関係性や好意しかないにもかかわらず、加害者はそれをゆがんだ形で受け止めて、「相手も自分に好意を寄せていたから、合意のうえであった」などと平気で言ってのけるのである。

身近な親しい相手から性被害を受けただけでもただならぬショックであるのに、被害者側にも非があるような言い訳を聞かされると、被害者は二重三重に傷つけられることになる。さらに、「もしかして自分にも非があったのだろうか」などと、自責の念を抱くこともめずらしいことではない。

性犯罪のニュースを聞いて、状況をよく知らない第三者が、被害者にも落ち度があったのではないかなどと邪推することが多い。しかし、加害者側の言い分は、今述べたような認知のゆがみに起因していることが多く、それを真に受けてはいけない。どんな犯罪であっても、被害者を責めるようなことがあっては絶対にならない。

この点については、2節でさらに詳しく述べる。

③被害者が加害行為を受け入れているように見えることもあるが、現実はまったく異なる

知人からの性被害の場合、加害者は、親密な関係のなかで、被害者の気持ちに巧みにつけ込んで性行為を強要することが多い。被害者は、相手からそれとなく、あるいはあからさまに性的行為に誘われたとしても、相手が親しい友人であったり、職場の上司であったりするなど、親密な関係の相手であるから、その関係を壊したり、相手に不快な思いをさせてはいけないと思って、やんわりと断るが、それが相手には通じない。

そのため、加害者は「被害者は嫌がっていなかった」などという言い訳をするし、第三者もそのように受け止めてしまう。

一例を挙げよう。性犯罪被害者などの自助グループ「リボンの会」を立ち上げ、その運営をしている涌井佳奈さんは、高校生のときに憧れていた教師から性暴力を受けた。大人である教師のほうは、涌井さんの好意に気づいており、それにつけ込んで性的行為に及んだのである。もちろん、好意とは言っても、教師に対する尊敬や憧れの気持ちであり、性的な意味合いではない。

教師は、指導などの名目で、放課後二人きりになる時間をわざと作って、涌井さんにキスをしたり、体に触れたりするなどの性的関係を持ちかけた。高校生と言っても、まだ子どもである。涌井さんは、相手が何をしようとしているのか、最初はよく理解できず、なすがままになってしまっていた。そして、「君のことが好きだ」「恋人同士はこんなことをするんだよ」などと言われ、意味のわからないまま、言われるがまま、性行為を受け入れるように仕向けられた。

その一方で、「こんなことはおかしい」「いけない」という気持ちもあった。しかし、憧れていた先生、尊敬していた先生が変なことをするわけがないという思いや、先生に嫌われたり、先生の気持ちを害したりしてはいけないという気持ちが、そうした疑念に蓋をした。

知らない第三者が見ると、無理やり力ずくというわけではなく、あからさまな抵抗したわけでもないのだから、合意のうえでの行為のように見えるかもしれない。涌井さんにとっても、相手にしたがってしまったという罪悪感がある。

しかし、現実に彼女のなかで起こっていたことは、性行為への同意や受け入れとはまったく違う。それは、思考停止である。混乱のあまり、何が起こっているか、どうすればよいかわからず、あたかもマインドコントロールされてしまったような状態になっており、正常な心理状態ではなかったのである。

こうしたことは、加害者が強い立場で、被害者が弱い立場であるような場合によく起こる。被害者は、強い立場にある加害者の機嫌を損ねないようにしようとするあまり、性行為に誘導されてしまう。力ずくではなくても、心理的に支配されたような状態なのであり、そこに対等な同意はありえない。

④被害の前や最中で、抵抗したり大声を上げたりすることは不可能である

顔見知りからの犯行の場合、今述べたように、混乱のあまり相手に心理的に支配されたような状態に陥って、自分の行動を制御することができなくなる。結果、相手の思うままになってしまう。

したがって、「なぜ抵抗しなかったのだ」「嫌なら断ればよいではないか」などと言われても、そもそもそれは不可能である。しかも、被害者本人も同じことを思っている。「なぜこのようなことになってしまったのか」「なぜ抵抗しなかったのか」などと、自分で自分が理解できず、挙句、自分を責め続けてしまう。

一方、見ず知らずの加害者からの性暴力に対しても、同じように抵抗できないことのほうがむしろ多い。それは、体力的に自分より優っている相手を下手に刺激して、今以上の激しい暴力や被害を受けてはいけないという気持ちから、体がフリーズしてしまうのである。

体だけでなく、恐怖心から文字どおり頭のなかが真っ白な状態になり、しばらく意識が飛んでしまうようなことが起こる。これは心理学的には「解離」と呼ばれ、一種の変性意識状態である。解離状態のときの主な症状は表7-2のとおりである。これは、恐怖から身を守るための、人間の身体に備わった防衛反応であり、このような状況では正常な反応である。

性犯罪被害者の山本潤さんは、その著書『13歳、「私」をなくした私』（朝日新聞出版、二〇一七年）のなかで、心理学者の知見を援用して、このように書いている。

もし、サバンナでインパラがチーターに襲われ逃げられなかったとしたら、その土壇場でフリーズ（凍りつき）が起こる。インパラは地面に倒れこむ。それは、死んだふりをしているように見えるかもしれない。

しかし実際には変性意識状態に入り、痛覚や知覚などの全ての感覚を下げ、チーター

表7－2　解離の症状

・受け答えが自動的である
・動きが止まり、視線が一点を見つめている
・無表情になっている
・感情表出が乏しく、淡々と話をする
・目が半開きになっている
・まばたきが多い
・寝てしまう
・被害を話をしているにもかかわらず、にこにこ笑っているなどその場に不適切な表情をしている

出典：吉田（2008）

の鋭い歯や爪で引き裂かれている間、苦しまずにすむようにしているのだ。（五八ページ）

動物の場合は、死んだふりに見えるかもしれないが、性暴力を受けている女性は「抵抗しなかった」「受け入れていた」などと思われ、あたかも被害者にも責任があったかのように責められる。身を守るために生得的に備わった反応が生じているだけであるのに、そのことが周囲には理解されない。

テレビや映画では、このような場合、女性が大声を上げて抵抗するシーンをよく見るが、それは実際にそんな場面に遭遇したことのない人々の勝手で陳腐な想像であって、現実はそんなものではない。

別の例もある。「リボンの会」メンバーのヒカルさんは、小学校一年生から高校に入るまで、実の父に性暴力被害を受け続けた。しかし、彼女には「抵抗する」という選択肢すら頭に浮かばなかったという。普段から暴力的で、恐怖の対象であった父は、絶対的な存在で黙って受け入れるしかなかったという。

このような絶対的な力関係のある場において、そもそも抵抗などできるはずがない。子どもにとって、家庭は唯一の居場所である。父にしたがわなければ生きていくことができないと思っていたし、抵抗したり誰かに言いつけたりすれば、家族がバラバラになってしまうと恐れていた。子どもにとって、それは何よりも怖いことである。自分さえ我慢すればよい、ヒカルさんはそう思って、耐え続けたのである。

⑤被害の後、しばらく被害について記憶がなくなることがある

解離状態にある間、そのときの記憶も失われる。したがって、被害について明確な記憶がないということがよく起こる。

これはあたかも、酔っ払ったときの自分の言動の記憶がないというケースとよく似ている。酩酊は解離とは違うが、アルコールという物質による一種の変性意識状態であり、その間は通常の意識状態ではないため、酔いから覚めたあと、そのときの記憶が残っていないのである。解離という変性意識状態でも、同様のことが起こるのだ。

さらに、記憶がなくなること自体も、人間に備わった防衛反応である。性犯罪のみなら

ず、事件や事故、災害などの生命を脅かすような体験をしたあと、人はそのショック（心的外傷）から自分の心を守るために、記憶を一時的に封印する。そのような、心のメカニズムが備わっているからだ。

解離状態である場合はもちろん、被害を受けている最中解離状態になくても、このようなメカニズムのため、あとになってその最中の記憶がなくなるということがある。

先ほどの涌井さんも、被害のあと長い間、記憶に蓋がされた状態が続いていた。しかも、その間、自分がまったく別人のようになってしまっていたという。感情がなくなり、世界が色を失ったようになってしまった。これは、典型的な心的外傷後ストレス障害（PTSD）の症状である。

PTSDでは、このほかに過覚醒（ピリピリして過敏な状態）、不眠、悪夢、フラシュバック、不安、抑うつなどの症状が起きる。また、原因となった出来事やそれを思い出すようなものを回避しようとする傾向もよく見られる。

このようなとき、被害を訴え出ることは不可能である。まず何よりも、恐怖心で被害に関すること一切を遠ざけたい気持ちが前面に出る。それに、肝心の被害の記憶すら曖昧なのだから、訴え出たところで、きちんと証言する自信もない。

このような理由から、多くの被害者は、事件のあと、長い間口を閉ざしてしまう。何とか記憶のある部分だけ証言をしたとしても、自分に都合がいいところしか覚えていないのかなどと言われてしまうこともある。

⑥被害を訴えるのは、相当時間が経ってからということもめずらしくない

解離や記憶障害のため、被害者が自分の受けた被害と向き合うことがどうにかできるのは、実際に被害を受けてから何年もあとになってからということは、めずらしいことではない。

涌井さんが、はっきりと「あれは性被害だった」と認識したのは、三十代になって、結婚、出産を経たあとのことだった。そのとき家族にも被害を打ち明けた。しかし、家族の第一声は、「なんで今さら」というものだった。「今さら」ではなく、「今だから言えた」ということがわかってもらえない。

被害の記憶がよみがえって、被害をはっきりと認識したあと、多くの被害者はPTSD症状が悪化する。精神的に不安定になり、感情が爆発したり、自殺未遂をしたりする人もいる。時間が経っても傷が癒えるどころか、悪化しているのだ。

「今さら」ということは、被害者自身も痛いほどわかっている。だから、被害を訴えても、周囲や警察にもまともに取り合ってもらえないのではないかと絶望的な気持ちになる。そ

れで、ますます自分一人で抱え込んでしまう。

⑦加害は一瞬でも、その影響は一生続く

このように、加害者にとっては、加害行為は一瞬であっても、被害者にとっては、その被害は一生続く。

ＰＴＳＤ症状のほかにも、周囲の人々との関係が悪化したり、学校や仕事に行けなくなったりして、元の日常生活が送れなくなる人もいる。そのことに対し、自分自身でも「いつまでも引きずって情けない」と感じている。

その一方、日常生活では何事もなかったかのように取り繕って、元気に振る舞う人もいる。被害を受けたことで、自分が「普通」でなくなることが怖いからだ。「社会とつながっている部分」を失いたくないという切実な気持ちがある。その裏には、事件によって何か大きな部分が、この社会から切り離されて失われてしまったという喪失感がある。

サチコさんは、仕事帰りに見知らぬ男二人組に襲われ、車のなかでレイプされた。被害を受けてすぐに警察に届けたが、病院でのケアや警察署での取り調べは深夜にまで及び、家に帰ることができたのは深夜三時を過ぎていた。そのあとも朝まで一睡もできなかったが、翌朝はいつもどおり仕事に行ったという。卑劣な性暴力によって、自分自身や自分の

人生がゆがめられてたまるものかという悲痛な思いがそこにあった。

とはいえ、彼女の傷が浅かったというわけではない。しばらくは無理を続けることができたが、やがてそれは破綻し、その後何年にもわたって深刻なPTSD症状に悩まされ続けることになる。

⑧ほとんどの被害者は、泣き寝入りをしている

性暴力の被害者には、被害を警察に届けることすらできない人がいる。むしろ、そのほうが多い。法務省が実施している「犯罪被害についての実数調査」(暗数調査)によれば、性犯罪被害者が被害を届け出る「被害申告率」は、わずか一八・五%しかなく、非申告率は七四・一%(残りは無回答)であった。非申告率は、あらゆる犯罪のなかで一番高かった(図7-2)。

被害者はまた、家族にすら被害を話すことができず、被害を一人で抱え込むしかない状況に追いやられてしまっている。

実父からの性被害を受けたヒカルさんは、何年も経ってから被害を母親に打ち明けた。「大変だったたね」と気持ちを受け止めて慰めてもらえると思っていたヒカルさんだったが、その意に反して帰ってきたのは「そんな恥ずかしいことは誰にも言うな」という言葉だっ

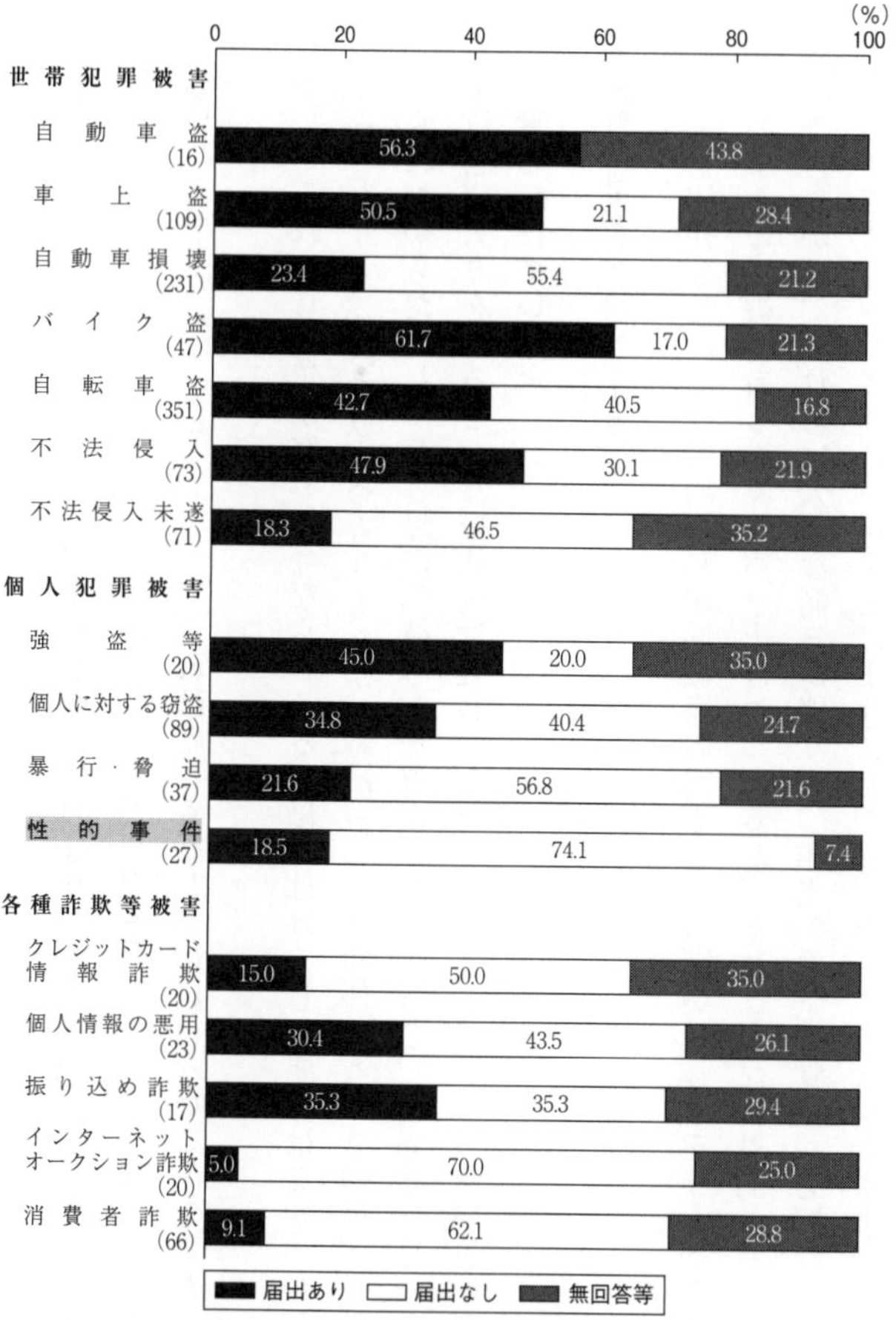

注：複数回被害に遭っている場合は直近の被害について質問した

図7－2　被害態様別 過去5年間の被害申告率

出典：法務省（2012）

た。

ヒカルさんは、母にとっては、娘よりも世間体のほうが大事なのだと思うと、とてもやりきれない気持ちになった。そして、母にさえ気持ちをわかってもらえないのならば、「もう誰にも話せない」と思ったし、「これは誰にも話してはいけないことなのだ」と思った。

しかし、それから五年が経った今ならわかる。母にはけっして悪意はなかったし、娘を傷つけるつもりも、突き放すつもりもなかったのだ。「世間体」というのは、私のことを考えてくれたからだ。しかし、母の気持ちが理解できたところで、結局は傷を一人で抱え込んで泣き寝入りをするしかない状況は変わらない。そして、母にもつらい思いをさせた自分を責め続けている。

†性被害者を対象とした研究データ

ここまで紹介したのは、実際に私が性被害の当事者から聞いた体験をまとめたものである。このように、被害者も徐々に声を上げつつあるが、それはまだ例外的と言ってもいい。当然のことながら、それには大きな痛みが伴うし、相当の勇気や覚悟が必要だからである。さらに、すでに述べたように、声を上げようにも記憶があいまいな場合も多いからである。

このような状況であるため、性犯罪被害についての研究もまだ不十分である。被害者の切実な声を集めて、科学的な研究データとすることは、性犯罪を理解するうえできわめて重要なことは間違いないが、現時点ではそれがなかなか進んでいない。

しかし、いくつかの先駆的な研究も存在する。犯罪被害者支援に携わる臨床心理学者の齋藤梓らは、「望まない性交」被害を受けた三一人の女性にインタビューし、その結果をまとめた（複数被害があるため、全四一件）。その結果を見ると、加害者が見知らぬ人であったのは、一一件（二六・八％）にとどまり、三〇件（七三・二％）は、顔見知り、（元）パートナー、父親（実父、養父、母のパートナー）、上司、兄弟であった。これは、内閣府の調査とも一致する結果である。

抵抗できたかどうかとの問いに対しては、「しなかった、できなかった」が最も多く、二四件（五八・五％）で、「言葉による抵抗」をしたのが一四件（三四・一％）、「身体的な抵抗」をしたのは、わずか三件（七・三％）であった。

これらの結果は、本章で述べてきた「性犯罪被害者についての真実」を裏づけるデータである。もっとも、現時点ではまだ数が十分多いとは言えないが、それでも貴重なデータであることは間違いない。

齋藤はまた、性暴力のタイプを四つにまとめている。それは、①エントラップメント

（罠）型、②奇襲型、③家庭内性暴力型、④飲酒・薬物使用を伴う型であり、それぞれ一九件、九件、七件、六件であった。

2　理不尽な判決と裁判官の無理解

†理解が進まない性犯罪被害

このような性被害の実態に対し、社会の理解が一向に進まない現状がある。たとえば、二〇一九年の春、悪質な性犯罪に対して、理不尽としかいいようのない無罪判決が立て続けに出された。なかでも、一番反発が大きく、大きな波紋が広がったのが、名古屋地裁岡崎支部が出した無罪判決である。

被告は、二〇一七年に当時同居していた実の娘（当時一九歳）と性交したとして、準強制性交罪で起訴され、懲役一〇年が求刑されていた。

「準」強制性交罪というのは、暴力や凶器を用いて力ずくで性交したというのではなく、相手の心神喪失や抗拒不能の状態に乗じて性交した場合を指す。たとえば、被害者が酔いつぶれていたときや、マインドコントロールなどで心理的に抵抗ができないような状態に置かれたときなどに成立する。

「準」というと、何か罪が軽いようなイメージを抱かせるが、けっして強制性交罪よりも罪が軽いわけではなく、どちらも懲役五年以上という重罪である。

この事件で被害者は、「長年にわたって父親から虐待を受け続けており、心理的に抵抗することが不可能だった」と主張し、準強制性交罪で訴えていた。一方、父親側は「被害者である娘は同意しており、抵抗できない状態ではなかった」と主張して争っていた。

判決で裁判長は、性交はあったこと、娘からの同意はなかったことは認め、さらに「被告が長年にわたる性的虐待などで、被害者を精神的な支配下に置いていたと言える」ということも認めた。しかし、「抗拒不能の状態にまで至っていたと判断するには、なお合理的な疑いが残る」として、無罪を言い渡した。

実の父親が、同意のない未成年の娘に対し、恐怖心から精神的支配下に置いたうえで性交をしたことまで認めているのに、「抗拒不能であったかどうかわからない」という理由での無罪判決である。最後の最後で「大どんでん返し」のような、理不尽で残酷な判決である。

†準強制性交罪の構成要件

準強制性交罪は、その構成要件のハードルが非常に高い。これは、冤罪防止のためという理由が大きい。性交は通常、密室で二人きりで行われるものであるため、一方が勝手な主張をして相手を陥れることもできる。たとえば、本当は同意のうえでの性行為であったものが、喧嘩した腹いせに、女性側が「無理矢理セックスされた」などと訴えるケースがないわけではない。

したがって、このようなことを防ぐ意味で、強制性交罪の場合は、「明らかな暴行脅迫」があることが必要であるし、準強制性交の場合は、「明らかな抗拒不能の状態にある」ことが必要とされている。

「明らかな」というのは、たとえば被害者は恐怖におびえたり、相手に精神的に支配されていて抵抗ができない状態であったとしても、加害者側がそれを認識していないと罪に問えないということでもある。

同意にしても、抗拒不能状態にしても、心理的なものであって、客観的に目に見えるものではない場合が多いため、このような厳密な条件が課せられているのであろう。しかしそれならば、加害者側が「認識していなかった」と言えば、何でも通ってしまう。

本件でも、被害者が「抗拒不能であった」という完全な証拠がない、父親にも認識のしようがないということで無罪になったわけである。

ほかにも、類似の判決がある。大量のテキーラを飲まされて酩酊状態にあった女性に性交した男性に対して、同年三月に福岡地裁久留米支部は、「無罪」を言い渡した。「女性はたしかに抗拒不能状態にあったが、男性にはその認識がなかった」というのが理由である。女性から明確な拒絶の意思がなかったため、男性は「女性が許容している」と思い込んだという被告側の主張が認められたのである。

†疑わしきは罰せずだが

このように、立証が非常に困難な性犯罪において、限りなく黒に近いが、疑いの余地が残るということで無罪となったのだとすれば、それは刑事裁判の鉄則である「疑わしきは罰せず」ということなのであろう。

しかし、それ以上に、裁判官が性犯罪や被害者の心理に無知であることが大きな原因であると思う。

たとえば、加害者はいつもきまって「相手も同意していた」という言い訳をする。これは、先述のように、同意というのは心理的なもので、目に見えないものであることを悪用している場合もあれば、性犯罪者特有の「認知のゆがみ」による場合もある。

女性が明確な抵抗や拒否を示さなかったことで、「相手も同意していた」と受け取るのは、その典型的なものである。

レイプ犯が抱くこのような「認知のゆがみ」には、数多くのものがあり、それは「レイプ神話」と呼ばれていることは先にも述べた。ほかにも、「露出の多い服を着た女性は、性行為を誘っている」「子どもにも性欲があって性行為を望んでいる」などが代表的なものである。

裁判官の判断は、このような「レイプ神話」を真に受けて、それをそっくりなぞっているようにしか思えない。これらは意図的で白々しい嘘とは違って、加害者本人すら気づいていない「認知のゆがみ」であるので、このような心理状態を知らない裁判官は、まんまと乗せられてしまうことがある。

†そもそも被害者は抵抗できない

裁判官が、性犯罪の実態を知らなすぎるのは、この点だけではない。これまで強調してきたように、被害者はそもそも明確に抵抗することなどできないのが実態である。先に大声で叫んだり、激しく抵抗したりするのは、テレビのなかだけだと述べたが、それを現実と勘違いしているのであれば、不勉強も甚だしい。

また、名古屋地裁の事件の被害者のように、長年の虐待で恐怖による支配を受けた場合は、相手のことを思い出しただけでも、解離状態に陥り、体がすくんだり、何も考えられなくなったりするのが通常である。現実的に性行動を誘われたような場合はなおさらである。

それを周囲から見れば、さしたる抵抗もしていないように見えたり、被害者も受け入れているようにすら見えてしまう。それまでの長い虐待や恐怖による支配という文脈を考慮せず、そしてこのような心理的プロセスについて無知のままで、「抗拒不能だったとは言えない」などと言ってのけることも、不勉強で無理解の誹《そし》りを免れることができないだろう。あるいは、この裁判官は、被害者の壮絶な心の深淵を見ることを恐れていたのだろうか。

裁判官ですらこのような状態なのだから、加害者のほうも、こうした被害者の心理的プロセスには無知であることは容易に想像できる。だとすれば、法律が求めるように、被害者が抗拒不能であることを加害者が認識することなど、土台無理だということになる。つまり、法は現実的に不可能なことを構成要件として求めていることになり、このままでは、すべての準強制性交が成立しないことになってしまう。

†今後必要なこと

これらのことを考えると、今後早急に必要なことが二つある。まずは、裁判官に対して、性犯罪被害者の心理に関する教育を徹底的に実施することである。これは今すぐにでもできる。

もう一つは、これらの議論を踏まえたうえでの、刑法の改正である。強制性交罪や準強制性交罪の構成要件が厳格すぎることは、前回の刑法改正の際にも議論されたことであるが、前述のように冤罪防止の観点から見送られたという経緯がある。

もちろん、被害者の利益のために、少しの冤罪なら許容できるというものではない。しかし、現実に成立しない構成要件であれば、現実に即して改正すべきである。

ただでさえ、性犯罪の被害者が被害を訴えることは、非常にハードルが高い。先に紹介したように法務省の調査では、性犯罪の被害者のなかで、実際に届け出た人はわずか一八・五%しかいない。名古屋地裁の事件の被害者も、被害を受けてから何年も経ってやっと訴え出ることができたのに、それを無理解な裁判官によって無罪にされたのでは、どこに正義を求めればよいのだろう。

これでは、裁判所が「泣き寝入りをしろ」と言っているのと同じである。さらに、性犯罪者予備群に対しても、「これだけのことをやっていて無罪なのだから、何をやっても大丈夫」などというメッセージを伝えてしまうことになりかねない。このような正義なき裁判は、二度と繰り返されてはならない。

3 今後の性犯罪被害者支援

†性被害者支援はどうあるべきか

それでは、犯罪被害を受けた人々に対し、どのような支援の枠組みがあるのだろうか。冒頭に記したように、被害者の支援という点では、徐々に制度が整えられているとはいえ、まだまだ不十分で、わずかに用意された制度すらそのニーズを満たしているとは言えない。

二〇〇四年に「犯罪被害者等基本法」が成立したが、その前文にはこう記されている。

近年、様々な犯罪等が跡を絶たず、それらに巻き込まれた犯罪被害者等の多くは、これまでその権利が尊重されてきたとは言い難いばかりか、十分な支援を受けられず、社会において孤立することを余儀なくされてきた。さらに、犯罪等による直接的な被害にとどまらず、その後も副次的な被害に苦しめられることも少なくなかった。

こうした理解の下、「犯罪被害者等の視点に立った施策を講じ、その権利利益の保護が図られる社会の実現に向けた新たな一歩を踏み出さなければならない」と記されている。具体的な施策としては、国による「犯罪被害給付制度」がある。これは、犯罪によって重大な被害を受けた被害者に対し、「その精神的・経済的打撃の緩和を図り、再び平穏な生活を営むことができるよう支援するもの」とされている。

そのなかの「重傷病給付金」の対象には、PTSDも含まれているが、障害の発生を知った日から二年以内、または発症から七年以内でないと申請ができないし、障害の程度にも縛りがある。さらに、加害者との間に夫婦関係や親子関係があったときには給付されないことがある。

これまで述べてきたように、性犯罪被害者の場合は、長い時間が経ってからやっと被害に向き合うことができる場合が少なくない。また、夫婦や親子関係のなかで生じる被害も多い。それらの状況を考えると、この制度には実情に即していない部分が多い。

実は、本章で紹介した被害者のすべては、給付金を受けることができていない。それどころかすべて犯罪として立件されておらず、加害者は罰を免れている。また、給付金の申請をしても、発症から時間が過ぎていたため、申請を却下されてしまったケースもある。結局、制度はあっても、泣き寝入りするしかないのだ。

もちろん、給付金をもらったところで、被害が癒えるはずもないし、被害者はお金がほしいわけではない。しかし、せっかく制度があるのなら、それを実態に即したものに変えて、できるだけ多くの犯罪被害者に対して、せめて治療や被害の回復などに関する経済的負担だけでも軽減できるようにするべきだ。

性犯罪者支援のための機関として、一番広がりがあるのはワンストップ支援センターである。これは、内閣府が定めた「第二次犯罪被害者等基本計画」のなかで、各都道府県に対し設置を求めたものである。

ワンストップというのは、法的支援、医療、カウンセリングなどの必要な支援を一カ所で受けられるようにするという意味である。それによって、煩雑な手続きやたらい回しを回避しようとするねらいがある。もちろん、より専門的な支援が必要な場合は、専門機関への紹介も行っている。

†自助グループの広がり

性犯罪被害者を支援するために、当事者たちによる自助グループの活動が広がりを見せている。こちらは、専門家によるカウンセリングや支援ではなく、同じ体験をして同じ痛みを抱える人々が、当事者ならではの語り合いを通して、お互いに支え合うことが目的である。

前章では、性的強迫症者の自助グループを紹介したが、本章で見てきたように、被害者たちのグループも活動を広げつつある。

警察に被害を届けても、医療機関に通っても、家族に話してもけっして救われることのなかった人々が、はじめて安心して心のなかを打ち明け、そして受け入れ合い、支え合える場を得ることができるのがこのようなグループである。

こうした自助グループにつながっている被害者の人々は、異口同音に「被害を受け入れてもらえた」ことの喜びを口にする。何か助言がほしいわけでもないし、具体的な支援を期待しているわけではない。ただ安心して被害を話せること、否定されないこと、理解し共感してもらえること、それはこれまでどこでも得られなかった貴重な体験なのだ。

被害者たちは、これまで「ないもの」にされてきた自分の被害をはじめて認めて、受け入れてもらえた、それだけで生きていけるような気になれたという。涌井さんはそれを「自分が浄化されていくような感じだった」と述べる。

†社会の課題と責任

このように、自助グループの力はとても大きいが、だからといって当事者だけに支援の役割を任せておくのは、社会としての責任放棄に等しい。司法や医療などの専門機関をはじめ、社会の一人ひとりが、性犯罪被害者の実情を知り、そのニーズに即した支援を展開していくことが、今後一層求められることは言うまでもない。

なぜなら、性犯罪被害は、当事者だけの問題でもなければ、女性だけの問題でもない。社会全体の重要な問題であるからだ。

これまで被害者は沈黙するしかなかった。性被害は、社会のタブーと思われ、恥ずかしいことだという誤った認識があった。しかし、当事者が徐々に声を上げ、「私たちの現状を知ってほしい」と声を上げ始めた。

その声を真摯に受け止め、現状を変えていくのは、この社会に住む私たち一人ひとりの責任である。そのためには、性犯罪とその被害を社会の暗部としてタブー視するのではなく、きちんと対峙し、その事実を知ることから始めよう。

実の父から性被害を受けたヒカルさんは「恥ずかしいことではないよ。あなたは悪くないし、間違ってもいないよ、と言ってもらえる社会であってほしい」と言う。

私は、話を聞いた性犯罪被害者の方々に、「性被害をいつかは忘れることができるのでしょうか」という疑問を投げかけてみた。その私の問いに対し、高校生のときに見知らぬ男性から性被害を受けたユキさんは、このように答えてくれた。

「被害を許すことはできないし、一生忘れることはできない。被害と折り合いをつけることはできないと思う。でも、私は前に進んでいく」

彼女の言葉は、決意でもあるし、希望でもある。今の私には何の力になることもできないが、せめて彼女の背中を少しだけそっと押すような、そういう社会のなかの一員でありたいと思う。

おわりに

本書では「痴漢外来」の取り組みを皮切りに、性犯罪、性的依存症などのさまざまな性の問題について、多くの事例を交えながら紹介してきた。

言うまでもなく、われわれにとって「性」の問題は、そのまま「生」の問題でもある。性は、われわれの人生を豊かで彩りのあるものとしてくれる反面、大きな苦しみの源泉になることがある。

そして、それがタブーとして語られることがなかった長い時代のなかで、人知れず悩み苦しむ多くの人々がいた。

しかし、このままではいけない。性犯罪被害者の女性たちが強く訴えているように、われわれは、性の問題で苦しむ人々がいることを、ないもののようにして蓋をし、見て見ないふりを続けることは許されない。

性犯罪や性的問題行動によって傷つく人をゼロにすることはできないかもしれないが、

せめてできることをして、その被害を最小限に抑える努力はできるはずだ。性の問題は、人と人との間で起こることであるが、そこで生じた問題からの回復も、人と人との間で起こることを、私は痴漢外来の取り組みや当事者の声を通して学んだ。

性被害者のユキさんは、誰にもわかってもらえなかった被害の苦しみを語り、それを受け止めてもらえたことで、前を向いて歩き出すその一歩を踏み出すことができた。

一方、性加害を繰り返した元受刑者も、刑務官に受け入れてもらえた一言で、張り詰めた心が溶け始め、今は多くの人々に支えられて新しい人生を開拓している。

傷つけた人も、傷つけられた人も、人に受け入れられてはじめて、本当の自分を見出し、新しい人生を見据えて前を向くことができるようになっていた。

その反面、われわれの社会には、性犯罪の被害者までも批判したり、責めたりする風潮がある。社会的に大きなタブーである性犯罪を憎むあまり、社会をかき乱して不安をもたらした原因を被害者にも負わせ、石を投げるような人がいる。

それは、さらなる不安や憎しみを生むだけで、何の効果もない。そして、傷ついた人々はもちろんのこと、傷つけたことを悔い、自分を改めようとしている人々をも受け入れる社会こそが、苦しみを癒し、犯罪を抑制する力を持つのだということを知るべきである。

性被害者を支援する制度はもちろんのこと、痴漢外来のように再犯防止のため加害者を治療する枠組みも今後ますます拡充していく必要がある。さらに、被害者、加害者、そして強迫的な性行動に悩む当事者たちの自助グループに対する社会からのバックアップも、今以上に必要である。

「無名の性的強迫症者の集まり」には、まだ若い当事者たちの姿もあった。こうした若いメンバーは、壮絶な性的問題をくぐり抜けてきた年長のメンバーたちが、多くの障壁を乗り越えながら、グループを立ち上げたおかげで、まだ傷の浅いうちにグループにつながることができ、周囲の知恵や強さに支えられながら、新しい人生を生き、グループの希望をつないでいくことだろう。

本書の執筆にあたっては、本当に多くの人々からの協力と支援をいただいた。まず、自らが受けた性犯罪被害の体験を、心を開いて真摯にお話しいただいた皆さんに心からのお礼を申し上げたい。そして、その勇気と前向きな努力に心からの敬意を表したい。その語りとひたむきな姿には、本当に多くのことを学ばせていただいた。

強迫的な性の悩みに苦しみながらも、本来の自分の姿を求めて奮闘している方々にも、実に多くのことを教えていただいた。性の多様性ということは、今日誰もが口にする言葉であるが、それでは語り尽くせない多くの事柄を胸襟を開いてお話しいただき、なおも努力しておられる姿に、深い感銘を受けた。そして、人間の強さや美しさを学ばせていただいた。

痴漢外来に通っておられる患者さんや、重い性犯罪を行ってしまった元受刑者の方にも同じことが言える。かつては、多くの過ちを犯し、多くの人々を傷つけていたことはたしかであるが、過ちを悔い改め、償いを含めた新しい人生を歩もうとしているその姿から、私は日々多くのことを学んでいる。その努力に対しても深い敬意を表したい。

執筆にあたっては、私の研究室の客員研究員である石塚典子さんに、文献リストや図表の作成、校正などのさまざまな点にわたって多大なご協力をいただいた。

また、目白大学の高橋稔准教授には「痴漢外来」という名称や、新書として発表することを提案していただいた。一〇年近く昔のこのアイディアが今日現実のものとなったことに、深い感慨を禁じ得ない。

病院の理事長、院長をはじめスタッフの一人ひとりにも深い感謝を伝えたい。毎日の臨床実践や研究発表において、多くのお力添えをいただいた。

さらに、ちくま新書編集部の藤岡美玲さんには、初めて私の担当を引き受けていただき、終始きめ細やかな助言とご支援をいただいた。藤岡さんの鋭い視点や助言からは、私が見落としていた多くの重要な点を気づかせていただいた。

具体的にお名前を記してお礼を言い尽くすことができないが、ほかにも多くの方々のご支援をいただきながら、本書が完成したことに対して、この場を借りて改めて深くお礼申し上げたい。

参考文献

※複数の章にわたって参考・引用した文献については、初出の章にのみ掲載する。

第1章

Harada T (2017). The effectiveness of community-based cognitive-behavioral therapy for sexual addictions. PhD Thesis, The University of Tokyo.

法務省矯正局成人矯正課 (2012).「刑事施設における性犯罪者処遇プログラム受講者の再犯等に関する分析　研究報告書」(http://www.moj.go.jp/content/000105286.pdf)

橋本洋子・村上綾子・杉本浩起 (2016).「性犯罪に関する総合的研究　法務総合研究所研究部報告 (55)」(http://www.moj.go.jp/housouken/housouken03_00084.html)

国土交通省 (2018).「平成29年度大都市交通センサス分析調査報告書」(http://www.mlit.go.jp/common/001259111.pdf)

痴漢防止に係る研究会 (2011).「電車内の痴漢撲滅に向けた取組みに関する報告書」, 警察庁.

谷田川知恵 (2012).「性暴力と刑法」, ジェンダー法学会 (編),『講座ジェンダーと法　第3巻　暴力からの解放』, 日本加除出版.

Wéry A, Vogelaere K, Challet-Bouju G et al. (2016). "Characteristic of self-identified sexual addicts in a behavioral addiction outpatient clinic," *Journal of Behavioral Addictions*, 5 (4), 623–630.

第2章

American Psychiatric Association (2013). *Diagnostic and statistical manual of mental disorders*, 5th ed., American Psychiatric Association.

Bancroft J, Vukadinovic Z (2004). "Sexual addiction, sexual compulsivity, sexual impulsivity, or what? Toward a theoretical model," *The Journal of Sex Research*, 41 (3), 225–234.

Bhugra D, Popelyuk D, McMullen I (2010). "Paraphilias across cultures: Contexts and controversies," *Journal of Sex Research*, 47 (2-3), 242–256.

Bonta J, Andrews DA (2017). *The Psychology of Criminal Conduct*, 6th ed., Routledge. (邦訳：原田隆之〔2018〕『犯罪行動の心理学』北大路

書房）
Derbyshire K, Grant JE（2015）. "Compulsive sexual behavior: A review of the literature," *Journal of Behavioral Addictions*, 4, 37–43.
Duschinsky R, Chachamu N（2013）. "Sexual dysfunction and paraphilias in the DSM-5: Pathology, heterogeneity, and gender," *Feminism and Psychology*, 23（1）, 49–55.
Grant JE, Atmaca M, Fineverg NA, et al.（2014）. "Impulse control disorders and 'behavioural addictions' in the ICD-11." *World Psychiatry*, 13, 125–127.
Garcia FD, Thibaut F（2010）. "Sexual addictions," *American Journal of Drug and Alcohol Abuse*, 36（5）, 254–260.
Goodman A（2008）. "Neurology of addiction: An integrative review," *Biochemical Pharmacology*, 75（1）, 266–322.
Hall P（2011）. "A biopsychosocial view of sex addiction," *Sex Relation Therapy*, 26（3）, 217–228.
Harada T（2016）. "Sexual addictions," in Saunders JB et al.（Eds.）, *Addiction Medicine*, 2nd ed., Oxford University Press.
原田隆之（2018）.「性的アディクション：その現状と治療」,『精神医学』, 60（2）, 81–190.
原田隆之（2019）.「強迫的性行動症」,『精神医学』, 61（3）, 277–283.
原田隆之（2018）.「性依存」, 樋口進（編）,『現代社会の新しい依存症がわかる本：物質依存から行動嗜癖まで』, 日本医事新報社.
法務総合研究所（2015）.『平成27年版犯罪白書』, 日経印刷.
法務総合研究所（2018）.『平成30年版犯罪白書』, 昭和情報プロセス.
Kafka MP（2010）. "Hypersexual disorder: A proposed diagnosis for DSM-V," *Archives of Sexual Behavior*, 39, 377–400.
Kafka MP, Hennen J（2003）. "Hypersexual desire in males: Are males with paraphilias different from males with paraphilia-related disorders?" *Sexual Abuse: A Journal of Research and Treatment*, 15（4）, 307–321.
Karila L, Wery A, Weinstein A, et al.（2014）. "Sexual addiction or hypersexual disorder: Different terms for the same problem? A review of the literature," *Current Pharmaceutical Design*, 20（25）, 4012–4020.
Kor A, Fogel Y, Reid RC, et al.（2013）. "Should hypersexual disorder be classified as an addiction?" *Sexual Addiction and Compulsivity*, 20（1–2）.

Kraus SW, Krueger RB, Briken P, et al. (2018). "Compulsive sexual behaviour disorder in the ICD-11," *World Psychiatry*, 17, 109–110.

Levine SB (2010). "What is sexual addiction?" *Journal of Sex & Marital Therapy*, 36 (3), 261–275.

Lipsey MW (1999). "Can rehabilitative programs reduce the recidivism of juvenile offenders?: An inquiry into the effectiveness of practical programs," *Virginia Journal of Social Policy & the Law*, 6, 611–641.

Lipsey MW, Landenberger NA, Wilson SJ (2007). "Effects of cognitive-behavioral programs for criminal offenders," *Campbell Systematic Reviews*, 2007; 6.

McKenzie DL (2006). *What Works in Corrections: Reducing the Criminal Activities of Offenders and Delinquents*, Cambridge University Press.

O'Brien CP, Volkow N, Li TK (2006). "What's in a word?: Addiction versus dependence in DSM-IV," *American Journal of Psychology*, 163, 764–765.

Reed GM, First MB, Kogan CS, et al. (2018). "Innovations and changes in the ICD-11 classification of mental, behavioural and neurodevelopmental disorders," *World Psychiatry*, 18, 3–19.

Reid RC (2015). "How should severity be determined for the DSM-5 proposed classification of hypersexual disorder?" *Journal of Behavioral Addictions*, 4 (4), 221–225.

Reid RC, Kafka MP (2014). "Controversies about hypersexual disorder and the DSM-5," *Current Sexual Health Reports*, 6, 259–264.

Seegers JA (2003). "The prevalence of sexual addiction symptoms on the college campus," *Sex Addiction & Compulsivity*, 10, 247–258.

Schmidt C, Morris LS, Kvamme TL, et al. (2016). "Compulsive sexual behavior: Prefrontal and limbic volume and interaction," *Human Brain Mapping*, 38 (3), 1182–1190.

Sussman S, Lisha N, Griffiths M (2011). "Prevalence of the addictions: a problem of the majority or the minority?" *Evaluation & the Health Professions*, 34 (1), 3–56.

de Silva P (2007). "Paraphilias," *Psychiatry*, 6 (3), 130–134.

World Health Organization (2019). ICD-11: International Classification of Diseases, 11th version, The Global Standard for Diagnostic Health Information. (https://icd.who.int/)

第３章

Andrews DA, Bonta J, Wormith JS（2006）. "The recent past and near future of risk and/or need assessment," *Crime & Delinquency*, 52（1）, 7–27.

Babchishin R, Hanson K, Helmus L（2012）. "Even highly correlated measures can add incrementally to predicting recidivism among sex offenders," *Assessment*, 19（4）, 442–461.

Boer DP（2008）. "Ethical and practical concerns regarding the current status of sex offender risk assessment," *Sex Offender Treatment*, 3（1）, 1–6.

Bonta J（1996）. "Risk-needs assessment and treatment," in Harland AT（Ed.）, *Choosing Correctional Options That Work: Defining the Demand and Evaluating the Supply*, Sage.

Choudhry NK, Flecher RH, Soumerai SB（2005）. "Systematic review: The relationship between clinical experience and quality of health care," *Annals of Internal Medicine*, 142（4）, 260–273.

Clement P（2013）. "Practice-based evidence: 45 years of psychotherapy's effectiveness in a private practice," *America Journal of Psychotherapy*, 67, 23–46.

D'Andrade A, Austin MJ, Benton A（2008）. "Risk and safety assessment in child welfare: Instrument comparisons," *Journal of Evidence-Based Social Work*, 5（1–2）, 31–56.

Davidson-Arad B, Benbenishty R（2016）. "Child welfare attitudes, risk assessments and intervention recommendations: The role of professional expertise," *British Journal of Social Work*, 46（1）, 186–203.

Grove WM, Meehl PE（1996）. "Comparative efficiency of informal（subjective, impressionistic）and formal（mechanical, algorithmic）prediction procedures: The clinical–statistical controversy," *Psychology, Public Policy, and Law*, 2（2）, 293–323.

Gawande A（2009）. *The Checklist Manifesto: How to Get Things Right*, Picador.（邦訳：吉田竜〔2011〕『アナタはなぜチェックリストを使わないのか？：重大な局面で"正しい決断"をする方法』晋遊舎）

Hanson RK（2013）. "Static-99 and RRASOR predict recidivism among developmentally delayed sexual offenders: A cumulative meta-analysis," *Sex Offender Treatment*, 8（1）, 1–14.

Hanson RK (2006). "Does Static-99 predict recidivism among older sexual offenders?" *Sex Abuse*, 18, 343-355.

Hanson RK, Bussière MT (1998). "Predicting relapse: a meta-analysis of sexual offender recidivism studies," *Journal of Clinical Psychology*, 66, 348-362.

Hanson RK, Gordon A, Harris AJ, et al. (2002). "First report of the collaborative outcome data project on the effectiveness of psychological treatment for sex offenders," *Sex Abuse*, 14 (2), 169-194.

Hanson RK, Morton-Bourgon KE (2009). "The accuracy of recidivism risk assessments for sexual offenders: A meta-analysis of 118 prediction studies," *Psychological Assessment*, 21 (1), 1-21.

Hanson RK, Morton-Bourgon KE (2005). "The characteristics of persistent sexual offenders: a meta-analysis of recidivism studies," *Journal of Consulting and Clinical Psychology*, 73 (6), 1153-1163.

Hanson RK, Morton-Bourgon KE (2004). *Predictors of Sexual Recidivism: An Updated Meta-Analysis*, Public Works and Government Services Canada.

Hanson RK, Sheahan CL, VanZuylen H (2013). "Static-99 and RRASOR predict recidivism among developmentally delayed sexual offenders: A cumulative meta-analysis," *Sexual Offender Treatment*, 8 (1), 1-14.

原田隆之 (2015).『入門　犯罪心理学』, ちくま新書.

Helmus L, Thornton D, Hanson RK, et al. (2012). "Improving the predictive accuracy of Static-99 and Static-2002 with older sex offenders: Revised age weights," *Sexual Abuse: A Journal of Research and Treatment*, 24 (1), 64-101.

原田隆之, 野村和孝, 嶋田洋徳 (2019).「性犯罪者リスクアセスメントツールの開発」,『犯罪心理学研究』, 54, 16-17.

Kahneman D (2012). *Thinking, Fast and Slow*, Penguin. (邦訳：村井章子〔2014〕『ファスト&スロー：あなたの意思はどのように決まるか？』早川書房)

Kaplan MS, Krueger RB (2010). "Diagnosis, assessment, and treatment of hypersexuality," *Journal of Sex Research*, 47 (2-3), 181-198.

Losling H, Rosling O, Rosling Rönnlund A (2018). *Factfulness: Ten Reasons We're Wrong About the World: And Why Things Are Better Than You Think*, Sceptre. (邦訳：上杉周作ほか〔2019〕『FACT-

FULNESS（ファクトフルネス）』日経BP社）.
Meehl PE（1986）. "Causes and effects of my disturbing little book," *Journal of Personality Assessment*, 50（3）, 37–375.
村上宣寛（2005）.『「心理テスト」はウソでした。：受けたみんなが馬鹿を見た』, 日経BP社.
Phenix A, Fernandes Y, Harris AJR, et al.（in press）. Static-99R coding rules revised-2016（http://static99.org/pdfdocs/Coding_manual_2016_InPRESS.pdf）
Rosenburg KP, Carnes P, O'Conor S（2014）. "Evaluation and treatment of sex addiction," *Journal of Sex & Marital Therapy*, 40（2）, 77–91.
Storr A（1970）. *Sexual Deviation*, Pelican Books.（邦訳：山口泰司〔1992〕『性の逸脱』岩波書店）
Wood JM, Nezworski MT, Lilienfeld SO, et al.（2003）. *What's Wrong with the Rorschach?: Science Confronts the Controversial Inkblot Test*, Wiley & Sons.（邦訳：宮崎謙一〔2006〕『ロールシャッハテストはまちがっている：科学からの異議』北大路書房）

第4章

Dennis JA, Khan O, Ferriter M, Huband N, Powney M,. Duggan C. Psychological interventions for adults who have sexually offended or are at risk of offending, *Cochrane Database of Systematic Reviews*, 2012; Issue 12. Art. No.: CD007507. DOI: 10.1002/14651858. CD007507.pub2.
Eysenck HJ（1952）. "The effects of psychotherapy: An evaluation," *Journal of Consulting Psychology*, 16, 319–324.
Eysenck HJ（1965）. "The effects of psychotherapy," *International Journal of Psychiatry*, 1, 99–144.
Eysenck HJ（1985）. *Decline and Fall of the Freudian Empire*, Penguin Books.（邦訳：宮内勝ほか〔1998〕『精神分析に別れを告げよう：フロイト帝国の衰退と没落』批評社）
深間内文彦（2014）.「性依存症の薬物療法」. 榎本稔（編）,『性依存症の治療』, 金剛出版.
Hanson RK, Bourgon G, Helmus L, et al.（2009）. *A Meta-Analysis of the Effectiveness of Treatment for Sexual Offenders: Risk, Need, and Responsivity*, Public Safety Canada.
原田隆之, 細谷陽, 野村和孝他（2012）.「精神科外来における性嗜好障害治療プログラムの開発と評価（第3報）」,『犯罪心理学研究』, 50,

22-23.
北條正順，原田隆之，斉藤章佳他（2012）．「性犯罪及び性依存症に対する治療効果の検討：リラプス・プリベンション・モデルに基づいた認知行動療法を通して」，『性とこころ』，4, 2012
原田隆之（2014）．「性犯罪治療の国際的動向」，榎本稔（編），『性依存症の治療』，金剛出版
原田隆之（2010）．「性犯罪への対策：認知行動療法の限界と今後の展望」，『現代のエスプリ』，521, 139-146.
原田隆之（2009）．「性犯罪の治療は可能か」，『性とこころ』，1（1），50-55.
法務省（2007）．『平成19年版犯罪白書』，佐伯印刷．
法務省（2011）．『平成22年版犯罪白書』，佐伯印刷．
法務省（2006）．「性犯罪者処遇プログラム研究会報告書」，法務省．
Laws DR, Hudson SM, Ward T（2000）. *Remaking Relapse Prevention with Sex Offenders: A Sourcebook*, Sage.
Lösel F, Schmucker M（2005）. "The effectiveness of treatment for sexual offenders: a comprehensive meta-analysis," *Journal of Experimental Criminology*, 1, 117-146.
Lösel F, Schmucker M（2003）. Protocol for a systematic review of the effects of sexual offender treatment Sex Offender Treatment.（www.campbellcollaboration.org/lib/download/262/）
Khan O, Ferriter M, Huband N, et al.（2015）. Pharmacological interventions for those who have sexually offended or are at risk of offending, *Cochrane Database of Systematic Reviews*, 2015; Issue 2. Art. No.: CD007989.
Marlatt GA, Witkiewitz K（2005）. "Relapse prevention for alcohol and drug problem," in Marlatt GA, Donovan DM（Eds.）, *Relapse Prevention: Maintenance Strategies in the Treatment of Addictive Behaviors*, 2nd ed., Guilford Press.（邦訳：原田隆之〔2011〕『リラプス・プリベンション：依存症の新しい治療』日本評論社）
三浦公士，原田隆之，黒川潤（2005）．「痴漢行為で受刑している者の基礎的調査」，『犯罪心理学研究』，43, 40-41.
Obert JL, et al.（2000）. "The matrix model of outpatient stimulant abuse treatment: history and description," *Journal of Psychoactive Drugs*, 32（2）, 157-164.
Pithers WD, Marques JK, Gibat CC, et al.（1983）. "Relapse prevention

with sexual aggressiveness: A self-control model of treatment and maintenance of change," in Greener JG, Stuart IR (Eds.), *The Sexual Aggressor*, Guilford Press.

Raymond NC, Coleman E, Ohlerking R, et al (1999). "Psychiatric comorbidity in pedophilic sex offenders," *The American Journal of Psychiatry*, 156, 786–788.

Saleh F, Guidry LL (2003). "Psychosocial and behavioral treatment considerations for the paraphilic and nonparaphilic sex offender," *Journal of the American Academy of Psychiatry and the Law*, 31, 486–493.

Thibaut F, De la Barra F, Gordon H, et al. (2010). "The World Federation of Societies of Biological Psychiatry (WFSBP) Guidelines for the biological treatment of paraphilias," *The World Journal of Biological Psychiatry*, 11, 604–655.

Wheeler JG, George WH, Stoner SA (2005). "Enhancing the relapse prevention model for sex offenders: Adding recidivism risk reduction therapy to target offenders' dynamic risk needs," in Marlatt GA, Donovan DM (Eds.), *Relapse Prevention: Maintenance Strategies in the Treatment of Addictive Behaviors*, 2nd ed., Guilford Press.（邦訳：原田隆之〔2011〕『リラプス・プリベンション：依存症の新しい治療』日本評論社）

第5章

AERA (2012).「「危うさ」漂う　大阪府の性犯罪条例」(2012年12月10日号).

原田隆之 (2018).『サイコパスの真実』, ちくま新書.

Kabat-Zinn J (1990). *Full Catastrophe Living: Using the Wisdom of Your Body and Mind to Face Stress, Pain, and Illness*, Delta.

Keeling JA, Rose JL, Beech AR (2006). "A comparison of the application of the self-regulation model of the relapse process for mainstream and special needs sexual offenders," *Sexual Abuse: A Journal of Research and Treatment*, 18, 373–382.

Linehan MM (1993). *Skills Training Manual for Treating Borderline Personality Disorder*, Guilford Press.（邦訳：小野和哉監訳〔2007〕『弁証法的行動療法実践マニュアル』金剛出版）

Marshall WL, Fernandez YM, Marshall LE, et al. (2006). *Sexual Offender*

Treatment: Controversial Issues, Wiley.
宮﨑勤（1998）．『夢のなか：連続幼女殺害事件被告の告白』，創出版.
Nieto M（2004）．"Community treatment and supervision of sex offenders: How it's done across the country and in california", *California Research Bureau*, California State Library.
Nieto M, Jung D（2006）．"The impact of residency restrictions on sex offenders and correctional management practices: A literature review", *California Research Bureau*, California State Library.
Renzema M（2003）．Electronic monitoring's impact on reoffending, *Campbell Collaboration Library of Systematic Reviews.*（http://campbellcollaboration.org/lib/download/277/）
Renzema M, Mayo-Wilson E（2005）．"Can electronic monitoring reduce crime for moderate to high-risk offenders?" *Journal of Experimental Criminology*, 1(2)，215–237
荘子『荘子』．（邦訳：金谷治〔1971〕岩波文庫）
Spradlin SE（2003）．*Don't Let your Emotions Run Your Life: How Dialectical Behavior Therapy Can Put You in Control*, New Harbinger Publications.（邦訳：斎藤富由起監訳〔2009〕『弁証法的行動療法ワークブック：あなたの情動をコントロールするために』金剛出版）
Theroux L（2009）．"Where they keep the pedophiles," *The BBC News Magazine*.（http://news.bbc.co.uk/2/hi/uk_news/magazine/8004064.stm）
Yates PM, Kingston DA（2006）．"The self-regulation model of sexual offending: The relationship between offence pathways and static and dynamic sexual offence risk," *Sexual Abuse: A Journal of Research and Treatment*, 18, 259–270.

第6章

SCA-JAPAN「14の特徴」（http://www.sca-japan.org/mh/common-characteristics.html）

第7章

新井陽子（2018）．「性犯罪被害者と援助希求」『こころの科学』，202, 81–85.
法務省（2012）．『平成24年版犯罪白書』，日経印刷.
内閣府（2018）．『男女間における暴力に関する調査報告書』（http://

www.gender.go.jp/policy/no_violence/e-vaw/chousa/pdf/h29danjo-kan-12.pdf)
Saito A, Otake Y, Takano A, Kaneta T (2018). "What is 'consent' in sexual intercourse for Japanese women?: Qualitative research to build women-centred care for survivors of sexual violence," International Health Conference, Oxford, UK.
齋藤梓，大竹裕子（2019).「当事者にとっての性交「同意」とは：性暴力被害当事者の視点から望まない性交が発生するプロセスをとらえる」，『年報 公共政策学』，13，185-205.
齋藤梓，岡本かおり，大竹裕子（2019).「性暴力被害が人生に与える影響と被害認識との関係－性暴力被害の支援をどう整えるべきか－」，『学校危機とメンタルケア』，11，32-52.
齋藤梓，大竹裕子（2019).「第7回性犯罪に関する施策検討に向けた実態調査ワーキンググループ（2019年5月24日）」における報告（http://www.moj.go.jp/hisho/saihanboushi/hisho04_00019.html）
山本潤（2017).『13歳、「私」をなくした私：性暴力と生きることのリアル』，朝日新聞出版.
吉田博美（2008).「性暴力被害者のメンタルヘルスと治療」，小西聖子（編），『犯罪被害者のメンタルヘルス』，誠信書房.
リディラバジャーナル（2018).「被害者が語る「痴漢に遭うこと」のリアル」，（https://journal.ridilover.jp/issues/106）

本書の一部は、「現代ビジネス」（講談社）に掲載した記事を加筆修正したものである。
「「科学の力」で痴漢をなくす、驚きの方法」(2017.6.7)
「10年間で500人を治療してわかった「痴漢」を取り巻く問題」(2018.7.27)
「「これで無罪なら性犯罪は…」強制性交事件「無罪判決」の衝撃」(2019.5.7)

ちくま新書
1439

痴《ち》漢《かん》外《がい》来《らい》
――性《せい》犯《はん》罪《ざい》と闘《たたか》う科《か》学《がく》

二〇一九年一〇月一〇日　第一刷発行

著　者　原田隆之（はらだ・たかゆき）

発行者　喜入冬子

発行所　株式会社　筑摩書房
東京都台東区蔵前二-五-三　郵便番号一一一-八七五五
電話番号〇三-五六八七-二六〇一（代表）

装幀者　間村俊一

印刷・製本　三松堂印刷　株式会社

ISBN978-4-480-07256-6 C0247

ちくま新書

1116
入門　犯罪心理学
原田隆之
目覚ましい発展を遂げた犯罪心理学。最新の研究により、防止や抑制に効果を発揮する行動科学となった。「新しい犯罪心理学」を紹介する本邦初の入門書！

1324
サイコパスの真実
原田隆之
人当たりがよくて魅力的。でも、息を吐くようにウソをつく……。そんな「サイコパス」とどう付き合えばいいのか？　犯罪心理学の知見から冷血の素顔に迫る。

787
日本の殺人
河合幹雄
殺人者は、なぜ、どのように犯行におよんだのか。彼らにはどんな刑罰が与えられ、出所後はどう生活しているか……。仔細な検証から見えた人殺したちの実像とは。

802
心理学で何がわかるか
村上宣寛
性格と遺伝、自由意志の存在、知能のはかり方……。これらの問題を考えるには科学的方法が必要だ。俗説や疑似科学を退け、本物の心理学を最新の知見で案内する。

1423
ヒューマンエラーの心理学
一川誠
仕事も勉強も災害避難の判断も宝くじも、直感はもちろん熟考さえも当てにならない。なぜ間違えてしまうのか。錯覚・錯視の不思議から認知バイアスの危険まで。

1202
脳は、なぜあなたをだますのか
――知覚心理学入門
妹尾武治
オレオレ詐欺、マインドコントロール、マジックにだまされるのは、あなたの脳が、あなたを裏切っているからだ。心理学者が解き明かす、衝撃の脳と心の仕組み。

1162
性風俗のいびつな現場
坂爪真吾
熟女専門、激安で過激、母乳が飲めるなど、より生々しくなった性風俗。そこでは、どのような人たちが、どのような思いで働いているのか。その実態を追う。

ちくま新書

1149
心理学の名著30
サトウタツヤ
臨床や実験など様々なイメージを持たれている心理学。それを「認知」「発達」「社会」の側面から整理しなおし、古典から最新研究までを解説したブックガイド。

1134
大人のADHD
——もっとも身近な発達障害
岩波明
近年「ADHD（注意欠如多動性障害）」と診断される大人が増えている。本書は、症状、診断・治療方法、他の精神疾患との関連などをわかりやすく解説する。

1415
双極性障害【第2版】
——双極症Ⅰ型・Ⅱ型への対処と治療
加藤忠史
統合失調症と並ぶ精神疾患、双極性障害（双極症）。この病気の性格と対処法とはどのようなものか。最新の研究成果と豊富なQ&Aを収めたロングセラーの第2版。

395
「こころ」の本質とは何か
——統合失調症・自閉症・不登校のふしぎ
シリーズ・人間学⑤
滝川一廣
統合失調症、自閉症、不登校——。これら三つの「こころ」の姿に光を当て、「個的」でありながら「共同的」でもある「こころ」の本質に迫る、精神医学の試み。

1053
自閉症スペクトラムとは何か
——ひとの「関わり」の謎に挑む
千住淳
他者や社会との「関わり」に困難さを抱える自閉症。その原因は何か。その障壁とはどのようなものか。診断・遺伝・発達などの視点から、脳科学者が明晰に説く。

1303
こころの病に挑んだ知の巨人
——森田正馬・土居健郎・河合隼雄・木村敏・中井久夫
山竹伸二
日本人とは何か。その病をどう癒やすのか。独自の精神医療、心理療法の領域を切り開いてきた五人の知の巨人たちを取り上げ、その理論の本質と功績を解説する。

1402
感情の正体
——発達心理学で気持ちをマネジメントする
渡辺弥生
わき起こる怒り、悲しみ、屈辱感、後悔……。悪感情に翻弄されないためにどうすればいいか。友情や公共心を育み、勉強や仕事の能率を上げる最新の研究成果とは。

ちくま新書

434 意識とはなにか ――〈私〉を生成する脳　茂木健一郎

物質である脳が意識を生みだすのはなぜか？　すべてを感じる存在としての〈私〉とは何ものか？　人類に残された究極の問いに、既存の科学を超えて新境地を展開！

557 「脳」整理法　茂木健一郎

脳の特質は、不確実性に満ちた世界との交渉のなかで得た体験を整理し、新しい知恵を生む働きにある。この科学的知見をベースに上手に生きるための処方箋を示す。

570 人間は脳で食べている　伏木亨

「おいしい」ってどういうこと？　生理学的欲求、脳内物質の状態から、文化的環境や「情報」の効果まで、さまざまな要因を考察し、「おいしさ」の正体に迫る。

361 統合失調症 ――精神分裂病を解く　森山公夫

精神分裂病の見方が大きく変わり名称も変わった。発病に至る経緯を解明し、心・身体・社会という統合的視点から、「治らない病」という既存の概念を解体する。

677 解離性障害 ――「うしろに誰かいる」の精神病理　柴山雅俊

「うしろに誰かいる」という感覚を訴える人たちがいる。高じると自傷行為や自殺を図ったり、多重人格が発症することもある。昨今の解離の症状と治療を解説する。

1075 慰安婦問題　熊谷奈緒子

従軍慰安婦は、なぜいま問題なのか。背景にある戦後補償問題、アジア女性基金などの経緯を解説。特定の立場によらない、バランスのとれた多面的理解を試みる。

844 認知症は予防できる　米山公啓

適度な運動にバランスのとれた食事。脳を刺激するゲーム？　いまや認知症は生活習慣の改善で予防できる！認知症の基本から治療の最新事情までがわかる一冊。

606
持続可能な福祉社会
――「もうひとつの日本」の構想
広井良典
誰もが共通のスタートラインに立つにはどんな制度が必要か。個人の生活保障や分配の公正が実現され環境制約とも両立する、持続可能な福祉社会を具体的に構想する。

1072
ルポ 高齢者ケア
――都市の戦略、地方の再生
佐藤幹夫
独居高齢者や生活困窮者が増加する「都市」、人口減や市街地の限界集落化が進む「地方」。正念場を迎えた「高齢者ケア」について、先進的事例を取材して考える。

1209
ホスピスからの贈り物
――イタリア発、アートとケアの物語
横川善正
もてなしのアートに満ちあふれているイタリアのホスピス。その美的精神と、ケアの思想を深く掘り下げて紹介。死へと寄り添う終末期ケアが向かうべき姿を描き出す。

919
脳からストレスを消す食事
武田英二
バランスのとれた脳によい食事「ブレインフード」が脳のストレスを消す！　老化やうつに打ち克ち、脳の健康を保つための食事法を、実践レシピとともに提示する。

998
医療幻想
――「思い込み」が患者を殺す
久坂部羊
点滴は血を薄めるだけ、消毒は傷の治りを遅くする、抗がん剤ではがんは治らない……。日本医療を覆う、根拠のない幻想の実態に迫る！

1118
出生前診断
西山深雪
出生前診断とはどういう検査なのか、何がわかるのか。最新技術を客観的にわかりやすく解説。診断を受けるべきかを迷う人々に、出産への考え方に応じた指針を示す。

1208
長生きしても報われない社会
――在宅医療・介護の真実
山岡淳一郎
長期介護の苦痛、看取りの場の不在、増え続ける認知症……。多死時代を迎える日本において、経済を優先して人間をないがしろにする医療と介護に未来はあるのか？

ちくま新書

1333-3
社会保障入門　【シリーズ ケアを考える】
伊藤周平
年金、医療、介護。複雑でわかりにくいのに、この先も不透明。そんな不安を解消すべく、ざっくりとその仕組みを教えます。さらには、労災・生活保障の解説あり。

1333-6
長寿時代の医療・ケア
――エンドオブライフの論理と倫理　【シリーズ ケアを考える】
会田薫子
超高齢化社会におけるケアの役割とは？　介護現場を丹念に調査し、医者、家族、患者の苦悩をすくいあげ、人生の最終段階における医療のあり方を示す。

981
脳は美をどう感じるか
――アートの脳科学
川畑秀明
なぜ人はアートに感動するのだろうか。モネ、ゴッホ、フェルメール、モンドリアン、ポロックなどの名画を題材に、人間の脳に秘められた最大の謎を探究する。

1336
対人距離がわからない
――どうしてあの人はうまくいくのか？
岡田尊司
ほどよい対人距離と親密さは、幸福な人間関係を維持していくための重要な鍵だ。臨床データが教える、社会にうまく適応し、成功と幸福を手に入れる技術とは。

1160
あざむかれる知性
――本や論文はどこまで正しいか
村上宣寛
直感や思いつきは間違いの元。ダイエット、健康、仕事、幸福について、メタ分析を駆使した結論を紹介。ゴミ知識にまどわされず本当に有益な知識へ案内する。

1044
司法権力の内幕
森炎
日本の裁判所はなぜ理不尽か。人質司法、不当判決、形式的な死刑基準……など、その背後に潜むゆがみや瑕疵を整理、解説。第三権力の核心をえぐる。

830
死刑と無期懲役
坂本敏夫
受刑者の処遇や死刑執行に携わった刑務官がみた処罰の真実。反省を引き出し、規律と遵法精神を身につけさせようと励む刑務官が処刑のレバーを引く瞬間とは――。

ちくま新書

1242 LGBTを読みとく ――クィア・スタディーズ入門 森山至貴

広まりつつあるLGBTという概念。しかし、それだけでは多様な性は取りこぼされ、マイノリティに対する差別もなくならない。正確な知識を得るための教科書。

1226 「母と子」という病 高橋和巳

人間に最も大きな心理的影響を及ぼす存在は「母」であり、誰もが逃れられない。母を三つのタイプに分け、それぞれの子との愛着関係と、そこに潜む病を分析する。

1419 夫婦幻想 ――子あり、子なし、子の成長後 奥田祥子

愛情と信頼に満ちあふれた夫婦関係は、いまや幻想なのか。不安やリスクを抱えつつも希望を見出そうとして苦闘する夫婦の実態を、綿密な取材に基づいて描き出す。

415 お姫様とジェンダー ――アニメで学ぶ男と女のジェンダー学入門 若桑みどり

白雪姫、シンデレラ、眠り姫などの昔話にはどのような意味が隠されているか。世界中で人気のディズニーのアニメを使って考えるジェンダー学入門の実験的講義。

1067 男子の貞操 ――僕らの性は、僕らが語る 坂爪真吾

男はそんなにエロいのか？ 初体験・オナニー・風俗・童貞など、様々な体験を交えながら、男の性の悩みを一刀両断する。学校では教えてくれない保健体育の教科書。

1163 家族幻想 ――「ひきこもり」から問う 杉山春

現代の息苦しさを象徴する「ひきこもり」。閉ざされた内奥では何が起きているのか？〈家族の絆〉という神話に巨大な疑問符をつきつける圧倒的なノンフィクション。

1302 働く女子のキャリア格差 国保祥子

脱マミートラック！ 産み、働き、活躍するために必要な職場・個人双方の働き方改革を具体的に提案。育休取得者四〇〇〇人が生まれ変わった思考転換メソッドとは？